心灵花园：沙盘游戏与艺术心理治疗丛书
主编：申荷永

表达性心理治疗
徘徊于心灵和精神之间

[日] 山中康裕 / 著

穆旭明 / 译

中国人民大学出版社
·北京·

"心灵花园：沙盘游戏与艺术心理治疗丛书"编委会

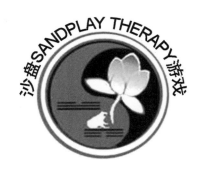

华人心理分析联合会

华人沙盘游戏治疗学会　　　　　　　　　　　　　　　　　　策划出版

广东东方心理分析研究院

澳门基金会（澳门城市大学心理分析与沙盘游戏研究项目）

广州市教育科学"十一五"规划课题（项目编号10C034）　　资助与支持

主编：申荷永

顾问：Ruth Ammann(瑞士)　Harriet Friedman(美国)

编委：刘建新　高　岚　范红霞　张　敏　陈　侃

　　　王求是　李江雪　李春苗　江雪华　冯建国

　　　徐维东　蔡成后　项锦晶　柳蕴瑜　宋　斌

　　　Eva Pattis Zoja　Paul Kugler　Rie Rogers Mitchell

总　序

　　"一沙一世界，一花一天堂。手中拥有无限，刹那便成永恒。"布莱克这首《天真的预兆》也是沙盘游戏与艺术心理治疗的写照。在我们看来，艺术关乎心灵，艺术中包含着人类古朴的心智，沙盘中展现出美妙的心灵花园，这便是沙盘游戏与艺术心理治疗的生动意境。把无形的心理内容以某种适当的象征性的方式呈现出来，从而获得治疗与治愈、创造与发展以及自性化的体验，便是沙盘游戏与艺术心理治疗的无穷魅力和动人力量之所在。

　　"心灵花园：沙盘游戏与艺术心理治疗丛书"是国内首次系统介绍沙盘游戏的一套著作，在国际分析心理学会（International Association for Analytical Psychology，IAAP）、国际沙盘游戏治疗学会（International Society for Sandplay Therapy，ISST）、华人心理分析联合会（Chinese Federation for Analytical Psychology，CFAP）、华人沙盘游戏治疗学会（Chinese Society for Sandplay Therapy，CSST）、广东东方心理分析研究院、澳门基金会、澳门城市大学的支持下完成。丛书缘起于 2002 年第二届"心理分析与中国文化国际论坛"，哈里特·S. 弗里德曼（Harriet S. Friedman）和伊娃·帕蒂丝·肇嘉（Eva Pattis Zoja）等国际著名沙盘游戏治疗师以"沙盘游戏治疗"为主题，在广州珠岛宾馆做了三天会前工作坊，开始了 ISST 在中国的正式培训。

　　2003 年，在美国西雅图第 17 届 ISST 年会期间，ISST 及美国沙盘游戏治疗师协会（Sandplay Therapists of America，STA）的主要负责人专门组织了关于"沙盘游戏在中国的发展"的研讨，其中就确定了本丛书的选题和工作计划以及丛书编委会的组成。作为丛书主编，很荣幸能有凯·布莱德威（Kay Bradway）、赫格曼（Gretchen Hegeman）、哈里特·S. 弗里德曼、茹思·安曼（Ruth Ammann）、伊娃·帕蒂丝·肇嘉、瑞·罗杰斯·米切尔（Rie Rogers Mitchell）、芭芭拉·特纳（Barbara A. Turner）、乔伊丝·坎宁安（Joyce Cunningham）等加入我们的工作。

选入丛书的译著，都是沙盘游戏治疗的经典和最新代表作，包括瑞·罗杰斯·米切尔和哈里特·S. 弗里德曼的《沙盘游戏：过去、现在和未来》、茹思·安曼的《沙盘游戏中的治愈与转化：创造过程的呈现》以及伊娃·帕蒂丝·肇嘉的《沙盘游戏与心理疾病的治疗》等。丛书的译者队伍基本上由心理分析方向的博士和硕士组成，他们都具有沙盘游戏的实践体验，都曾参加过 ISST 认可的专业培训。

沙盘游戏从创意的产生到正式创建，再到国际学会的成立及在全世界具有广泛影响，几乎已有了百年的历史，在百年的历程中也获得了自身的发展与成熟。在我们的理解中，沙盘游戏不仅是心理分析的重要方法和技术，也是心理分析理论的重要发展。在中国文化的基础上，我们曾把心理分析的目标阐释为三个层面：安其不安与心理治疗、安其所安与心理教育和安之若命与心性发展，三者合而为一始为完整的心理分析。沙盘游戏也是如此，它不仅是一种心理治疗的方法，能够广泛地适用于诸多心理疾病的治疗，也是一种心理教育的技术，能够在培养自信与人格、发展想象力和创造力等方面发挥积极的作用，同时，以整合意识与无意识为目标的沙盘游戏，可以促进自性的成长和心性的发展，从而获得真实的自性化体验。

申荷永

华人心理分析联合会会长

华南师范大学、澳门城市大学教授

国际分析心理学会心理分析师

国际沙盘游戏治疗学会沙盘游戏治疗师

2014 年 8 月

序　言

心灵的质朴与神奇

《表达性心理治疗：徘徊于心灵和精神之间》是山中康裕先生的重要著作。他以其个人经历为背景，在表达性心理治疗的基础上，生动介绍了"树木人格测试""绘画疗法""南伯格的涂鸦法""温尼科特的交替画线条法"以及他自己原创的"闭关成型论"和"交替描绘编故事法"，配合丰富的临床个案与分析，融理论、方法、技术于一体，独具一格，自成一家之言。

山中康裕先生是当代表达性心理治疗的主要推动者，具有重要的国际影响。他也曾多次担任在中国举办的"表达性心理治疗国际学术研讨会"主席，助其在中国的发展。在几年前的一次国际学术会议上，我主持其工作坊，他从歌声开始，带出"河流的意象"，介绍其独创的"交替描绘编故事法"，轻松自然，生动活泼，使人印象深刻，收获甚多。

沙盘游戏也是广义的表达性治疗，而山中先生也是国际沙盘游戏治疗学会（ISST）的创办会员，并担任日本箱庭疗法学会会长多年。他曾把多拉·卡尔夫的著作翻译成日文，协助河合隼雄先生推动箱庭疗法在日本的发展。而他的著作《沙游疗法与表现疗法》《孩子的心灵》等也已有中文版。

山中先生曾为《沙盘游戏治疗》创刊撰写序言。他特别提道："卡尔夫女士在其著作中，最先就提到了老子的《道德经》，还有自古以来就常用的太极图，还引用了周敦颐的哲学等等。可以看出，她对中国古典文化有着深厚的造诣。毫无疑义，卡尔夫的基点之一是中国的哲学与文化。我本人也深受中国哲学文化背景的影响。"山中先生本人也酷爱中国文化，熟读中国经典，以及中国诗词。他认为《易经》《黄帝内经》《道德经》等，对于心理学尤其是表达性心理治疗，都具有十分重要的意义。

我与山中康裕先生相识二十余年，如他所说我们早已成为挚友，有着许多共同爱好，包括心理分析、沙盘游戏、古典哲学以及文化心灵。2015 年 6 月，我去日本参加第四届日本心理分析大会(JAJP)，山中先生特意请我去到京都祇园的"花乡"，我们促膝畅谈，分享表达性治疗、心理分析与沙盘游戏在当代的意义与发展。为此我撰写了三篇博文（洗心岛博客），其中也写了与山中先生的情谊和故事。山中先生诚以待人，从容大度，率性自然。他自称"河流博士"或"河流治疗师"，独创了"画河流、人与树"的心理测验，尤其关注河流在当今的意义。我也告诉他我所经历的"三川行思"和"玉树临风"（三江源头的体验），我们心灵花园志愿者团队在汶川、北川和青川，以及玉树震区的心理救援，我们中国心理分析与沙盘游戏团队在全国范围孤儿院的专业实践，其中都已触及表达性心理治疗的根源，即心灵的表达与精神的实现。

"心灵"与"精神"总是令人向往，都属于人之生命的传奇，都触及人生之神圣意义。山中康裕先生在其《表达性心理治疗：徘徊于心灵和精神之间》中所表达的，不仅有心灵的神奇，同时也有精神生活的质朴与平实。我所理解的表达性治疗与心理分析，都植根于核心心理学(Psychology of the Heart)。心者，灵之舍也，心有灵犀……以此作为序言。

申荷永

2017 年 7 月于洗心岛

译者前言

带您走进山中康裕及其表现疗法的世界

引言

2007年8月中国首届表达性心理治疗国际学术研讨会在苏州大学隆重召开。来自英国、美国、澳大利亚、瑞士、韩国、日本等国专家学者汇集一堂，对以各种不同的表现手法为手段实施的心理治疗理论与实践展开了热烈的讨论，会议期间具体介绍治疗技法的不少工作坊也受到了众多参会者的好评。随后，同样在风景美丽的苏州，大会每两年举办一次，至2017年已经开办了六届。由于众多媒体的宣传报道，该大会的参与人数及整体规模也在不断扩大。

本书作者山中康裕先生受到大会组委会的邀请，在首届大会上以《表现疗法的本质》为题，做了精彩的主题报告。在以后的大会中，山中先生作为外方主席，不仅热情洋溢地发表主题报告，而且开展了以介绍独创的"MSSM法"（交替描绘编故事法）为内容的工作坊，这一工作坊也是人气十足，场场座无虚席。由此，2013年大会之际，由于在中国积极传授推广"表现疗法"的杰出业绩，山中先生获得了大会组委会颁发的杰出贡献奖。笔者作为翻译，始终陪同导师参加该大会，由衷感到高兴。每次参加大会，我都深切感受到如今国内临床心理学专业的热门和对引进国外临床实践技法的渴望，这也加强了我翻译出版心理学学术书籍的想法。

说到箱庭疗法，它是由日本第一位荣格派心理学家河合隼雄先生基于日本文化中原有的盆景结构易于被日本人所接纳的独特构思，而巧妙命名的一种临床治疗的技法。自1965年河合先生将其从瑞士带到日本，箱庭疗法至今已度过了半个世纪。山中康裕先生早在1972年就将德语原著 *Sandspiel*（《沙盘游戏》）翻译成日语，从而使得这种技法在日本得到了进一步的推广。如今，日本各地的学校、医院、养老院等设施都普遍实施箱庭疗法，可以感受到，这种技法确实已经在日本的土地上发芽结果。

以箱庭疗法为首，风景构成法（LMT）、交替描绘编故事法（MSSM），以及基于音乐、陶艺、园艺、诗歌、小说等等的方法，所有被统称为表现疗法的技法在日本广为人知，汇集了表现疗法治疗成果的专业书籍也早已出版①。但是，对于中国读者来说，表现疗法这个名称本身并不被熟知。在此，作为译者，我想给读者介绍一下山中康裕先生所倡导的表现疗法。

本书的内容概要

山中康裕先生是一位精神科医师，同时也是一名临床心理学家，他在临床实践与科研领域中留下的业绩硕果累累。其中包括自闭症治疗、青少年期的心理临床、表现手法与症状治愈的关联、老年人的心理临床、深度心理学，涉及范围众广。

本书共分十二章，内容相当丰富，涉及树木人格测试、风景构成法、闭关成型论、曼荼罗的象征性意义等。作者不仅阐述理论上的独特观点，通过具体描述不同个案，也回顾了个人临床治疗的足迹。再者，提到遭遇自杀者的案例并进行了自我反省，从中可以感受到作者面对患者或来访者时真挚的态度，也让我们看到作者作为临床心理学家对生命意义的反思。

本书内容如此丰富多彩，不仅是临床心理学学习者、工作者的必读之物，对于对表现疗法及其周边所有感兴趣的读者来说，也必定是一本

表达性心理治疗：徘徊于心灵和精神之间

---

① 中译本见《艺术疗法》（吉沅洪审校，穆旭明等译，江苏教育出版社，2010）。

佳作。

表现疗法的独特视点

笔者在前面提到，表现疗法在日本的心理临床界可以说是众人皆知。说到具体手法，其实，几乎都包含在过去被称作艺术疗法的范畴之中。那为何又特地命名为表现疗法？当然，其中包含了倡导者的独特视点，别有用意。山中先生在其著作中这样写道：

> 我所称的表现疗法，它不拘泥于语言性或者是非语言性的表现手法。无论何种方法，能让患者通过表现或表达，展露自我、探讨自我的心理疗法都可以被称作表现疗法。（山中，1999：10）

对于表现疗法和原有的艺术疗法的差异，山中先生继续阐述道：

> 当我们称艺术疗法时，无论如何也难免会出现"追求艺术"的姿态。治疗师会无意识地追求美的东西，容易陷入那个陷阱。与此同时，患者也会毫无意识地，为了讨好治疗师，去追求美的作品。对于这种姿态，我心怀畏惧。（同上：10）

阅读这里引用的片段，命名表现疗法的意图就一目了然了。也就是说，从表达手法而言，表现疗法和艺术疗法可以说是同等之物。但是，说到表现疗法，正如名称所示，密切关注患者的表达过程是首要目的，创作过程中决不应该追求美的东西（当然不排斥在治疗起初会遇到美的作品的可能性）。之所以起初不能追求美，是因为治疗师面前众多的患者，他们的内心通常抱有怨恨悲伤的负面情绪。如何将那些负面情绪通过各种不同的表达方式，从"内心"转换于"外界"才是最大的目的。追求作品的美感，不得不说是偏离了主题，甚至是本末倒置。

那么，密切关注患者的表现过程又该如何理解？例如，在绘画治疗中，相比局限于作品内容，或者眼前的患者怎样画出了这样一幅作品，关注作品制作的整体步骤更为重要。换言之，要和患者共同体验绘画创

译者前言

3

作的过程。

再比如，在箱庭疗法的实践操作中，每一件沙具的象征性意义固然重要，但是患者本人在"自由而受保护的空间"（卡尔夫）中，在治疗师默默的守望下，为何选择此种沙具，尤其是他在何等情绪下如何完成了眼前的整幅作品，也很重要。关注制作过程中的表现，共同体验制作的经过，一起"品味箱庭作品"，这些才是箱庭疗法的关键所在（山中，1999，2003）。

人类所有的表现成果都可以被看作"艺术"。把这些多样的手法运用于心理治疗，关注患者的表现过程，这就是山中康裕先生所提倡的表现疗法。

作为理解心灵深处的手段的窗口

本书的核心是阐述心理治疗中的表现疗法。在此，我想记述一些在第五章和第六章中作者阐述的"窗口论"，因为那也可以说是儿童患者们的独特的表现手法。

围绕自闭症治疗，作者强调每一位患者都拥有一个与其可以互通的"窗口"。他们有的喜欢钓鱼，有的酷爱摇滚乐，有的专注于铁道模型，还有的迷恋摄影，等等。每一位患者最感兴趣并且又最为投入的事，就是所谓的"窗口"。但是，这些"窗口"通常会被看成远离了主业的学习，是无用之物。不过作者强调，正是这些"窗口"才是自闭症儿童连接周围的他人和社会的最好的手段。作为治疗师，应该好好关注他们各自选择的"窗口"，有时互相探讨，有时需要安静地陪伴在他们身边。由此，儿童患者最终可能会通过自身的力量，回到"原来的自我"。

对于"闭关"（这也是作者的独创概念，包括拒学症、青春期妄想症）的理由，作者着眼于患者们的"内心不成熟"，生动幽默地把那种转变过程比喻成"破茧成蝶"，也恰到好处地强调了事物发生的本质。

不过，随着现今大众媒体的普及和多样化，要想找到孩子们的"窗口"也并非容易之事，有的儿童没有"窗口"，作者本人也确实提到了这一点（山中，2006）。但是，即使那样，见解独特的"窗口论"，如今在学术杂志上依然被屡次引用，临床治疗实践中，它同样是重要的指导方针。

对于通过不同"窗口"和少男少女们交流感兴趣的读者，请务必阅读作者的处女之作《孩子的心灵：儿童心理分析案例》（世界图书出版公司，2017）一书。作者在书中运用"箱庭""写真""书信"等各种不同的交流方式和少男少女们密切交流，默默陪伴他们，注视他们的目光，随时确认"窗口"中传递出的信息，及时把握好治疗时机。不得不说书中编织的是一个个精彩迷人的故事。

结束语

如今回想起来，笔者从学生时代就开始阅读山中先生的著作，随后有幸受到山中老师的直接指点，不得不说是一种缘分。我们彼此的交往已经有十多个年头，可以说，山中先生也是我的人生导师。

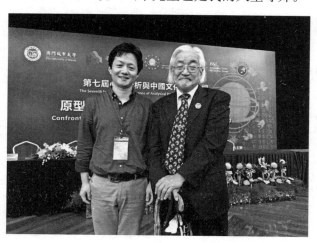

本书作者与译者的合影

最后，我想把导师曾经在一场演讲中的精彩片段传达给阅读本书的读者。当时演讲面对的都是从事心理临床的工作者，还有不少临床心理学专业的研究生。大意是这样的：

> 如果想成为一名真正的心理临床家，必须日复一日面对众多的患者，这是首要条件。要在临床实践中不断学习，积累经验，提高完善自己。想要读懂患者的内心，平时要不断阅读，用多方位的思考方式去面对和理解眼前的患者。只有这样日积月累，才可以说是和真正的临床家接近了。

简短的话语中，传递出山中康裕先生终究重视眼前的患者的信念，这也是基于临床治疗原点的一种姿态。同时，也可以感受到他对年轻一代的深切期望。翻译此书，又一次使我回想起演讲当时的场景。

阅读本书的读者如果可以从书中理解到作者本人是在以身传授，同时，也能够感受到字里行间中传递出的热情与期待，作为译者，会感到荣幸之至。

穆旭明
2017 年 10 月

表达性心理治疗：徘徊于心灵和精神之间

参考文献

山中康裕（1999）．心理臨床と表現療法．金剛出版．

山中康裕（2003）．表現療法．ミネルヴァ書房．

山中康裕（2006）．心理臨床学のコア．京都大学出版社．

山中康裕（2017）．孩子的心灵：儿童心理分析案例．北京：世界图书出版公司．

中文版序言

没有想到，我在京都大学退休之前执笔的《表达性心理治疗：徘徊于心灵和精神之间》一书即将在中国出版了，内心真的无比喜悦。与我以前的作品《孩子的心灵》《艺术疗法》一样，译者同样是穆旭明先生。自从2007年中国首届表达性心理治疗国际学术研讨会开办以来，我先后四届担任外方主席一职。每一届，也都是我亲自邀请穆旭明先生当我的翻译。在2009年的第三届研究会召开之前，唯独他能够陪伴我，我们俩一起乘坐客船游览了长江三峡。穆旭明先生是我很好的一个理解者。对于他的译作，我非常放心。

在此，我想对本书的内容做一些简单的补充。书中记载了作为一个精神科医生，同时又是一名临床心理学家的我，从入行当初到如今同时徘徊于精神和心灵的两条道路中这一路走来的点滴。其中包括早期在医院内实施树木人格测试、推广箱庭疗法和绘画治疗等一些非语言性的技法的经过。另外，也有我个人独创的MSSM法、MSSM＋C法的实际运用治疗的过程等等。在实施所有的技法时，我始终都不使用药物。也可以说，那确实是给在精神病、神经症范围内的疾病中痛苦不堪的患者们带来了福音。换言之，在这五十年中，我始终对患者采用不服药物解除痛苦的方法。那些方法也正是刚才所提到的"表现疗法"（Expression Therapy）。

我在书中记载了个人曾经受到其熏陶的几位恩师的名字，其中影响最大的是河合隼雄先生。如今，河合先生已与世长辞。瑞士的阿道夫·古根比欧-克雷格先生（Adolf Guggenbühl-Craig）、黑尔穆特·巴尔兹先生（Helmut Barz）也业已去世。自本书日文版发行以来，时代也在不断变化。作为外方主席，我在于苏州举办的中国表达性心理治疗国际学术研讨会上发表的主题报告中，时常会说到以下一些话。对于阅读本书的读者，我也想把那些部分传达于你们。我是这样说的："如今，在学问学术等方面也许日本略微领先于中国。但是，对于文化学问本身，我们国家日本起先是从贵国中国学来，随后逐渐延续发展至今的。从1949年中华人民共和国成立以来，在全新的制度下，贵国迅速发展。我们日本所使用的汉字也都是从中国学来的。即使生活在如今信息发达的时代，我也依然每天在家亲手磨墨，用毛笔书写日记。孔子、老子、孟子、庄子等古典人物姑且不提，李白、杜甫、白居易、王维、苏轼、黄庭坚、朱熹、鲁迅、毛泽东、周恩来等人都是笔者的老师。所以，如果我的个人作品能够对中国读者有所帮助的话，也请你们把它看作我对长久以来受到贵国恩惠的一种回报吧。"

在本书翻译出版之际，译者穆旭明先生希望我撰写一些有关箱沙盘游戏疗法创始人多拉·卡尔夫（Dora Kalff）女士的故事。我在卡尔夫女士去世时，在日本国内发行的《箱庭疗法学研究》第三卷第一号中曾经执笔了一篇名为《多拉·卡尔夫小史》的文章，其中的内容都是她在生前亲自对我诉说的。以下我略微地写上一二。

卡尔夫女士1905年出生于苏黎世湖畔一个名叫帕潘（Parpan）的村庄。那个小村位于昭里孔（Zollikon）的别墅的对岸。卡尔夫女士的父亲以经营宽阔的牧场和规模庞大的纺织工厂为生，母亲则是当地的富裕之家的女儿。卡尔夫女士的本名叫多拉·玛丽亚·盖提克。起先她想当一名钢琴家，师从于当时欧洲最著名的法国钢琴大师卡萨德修（Casadesus）。意外的是，卡尔夫在出席演奏会时患上了"钢琴拇指症"，类似于作家患上了"书写疼痛症"，由此不得不放弃了钢琴家的梦想。失意之后，卡尔夫在意大利待了没多久就回到了瑞士，住在由父亲买下的、于1475年修建的一栋古老的房子里。荣格的子孙们常去那里游玩，荣格看到玩耍的孩子们眼睛炯炯有神，便建议卡尔夫当一名"儿童心理治疗的专家"。受荣格的推荐，卡尔夫启程去了英国，在著名的塔维斯托克（Tavistock）心理治疗训练机构和伦敦大学学习。在此期间，她

表达性心理治疗：徘徊于心灵和精神之间

结识了洛温菲尔德。后者所发明的"游戏王国技术"（World Technique）就是卡尔夫沙盘游戏疗法的原型。

　　回到现实，说说如今的我吧。在京都大学任教了二十五年，我退休了。我在京都设立了京都赫尔墨斯研究所，以那里为活动基地，现在主要是对精神科和内科医师，以及在学习临床心理学专业的研究生们进行各种指导。此外，我也自称是一名"河流治疗师"。如今的孩子们几乎没有时间与机会去接触大自然中的河流。为了让他们能够更加爱护大自然、健全成长，我也在日夜不断地努力。爱护每一个个人固然重要，但是对于现在的我来说，在地球范围内拯救孩子们的心灵应该是当下最为重要的任务吧。

山中康裕
二〇一七年一月吉日

目　录

第一章　留存于内心的点滴

引言

我答应了专业期刊《临床心理学》编辑部紧接在河合隼雄先生之后进行十二次连载的要求。

起先是编辑部提案，他们希望我执笔《再次思考荣格》。但是我考虑到自己没有那么多素材，与其苦苦思索、艰难动笔，还不如自由地写一些如今自己具体思考的或者是感到疑惑、想要解决的事情，那样也许对众多读者会更有帮助。我把这个想法如实地告诉了编辑部，他们欣然答应了。所以，请允许我在此记述一些个人思索中的点滴。

由此一来，原先连载的标题就不得不更改了。回想过去，我最初是一名精神科医师，出道以来始终使用绘画治疗、箱庭疗法等一些非语言性的治疗方法。换言之，那同时也是我行走于心理临床道路的一个出发点。于是在我的脑海中浮现出一个标题，即"在精神医学和临床心理学之间"。但是那个名字缺乏色彩，又太冒失，所以我就略微抽象地把它改成了"徘徊于心灵和精神之间"。

说到"心灵"，在印欧语境中有各种不同的词语。比如，mind，soul，heart，psyche，Seele，coeur，âme。同样，"精神"一词也有不少说法。比如，spirit，genius，moral，mental，Geist，esprit。以下，我就想邀请您在如此多样的语境中和我一起思考"心灵和精神之间"的点滴。

负责 WPA 横滨大会艺术展示时所想到的

前些天（2002 年 8 月 22 日—8 月 25 日），我参与了在横滨国际和平会议中心召开的 WPA（World Psychiatric Association，世界精神医学会）会议。这个会议是第一次在亚洲举办。大会中主要负责艺术展示（Art Exhibition）的是来自奥地利的托玛索夫博士（Dr. Hans-Otto Thomashoff）、马德里的卡尔波内教授（Prof. Dr. Carlos Carbonell）和我，一共三人。

要说我个人，近十年来由于学会会费未能及时支付被日本精神神经学会除了名，所以在 WPA 横滨大会组委会的名单中原本也不会有我的名字。意外的是，以提倡"不安理论"而被众所周知的 WPA 主席洛佩斯-伊波尔（López-Ibor）教授突然提出想举办"艺术展示"的想法，随后在 WPA 表现精神病理部门中寻找合适的负责人。笔者受到推荐，就此突然间大会组织中增加了日方委员。当然，在这里面还有些细节。笔者去年被选为 WPA 该部门的副主席。如果考虑理由，也许是我在1994 年在京都召开的国际表现精神病理学会（Société Internationale de Psychopathologie de l'Expression，SIPE）大会上任主席，又或许是在 1998 年在比亚里茨（法国南部）召开的学会大会上，由我个人提议把原来的学会名称改成 SIPEAT（Société Internationale de Psychopathologie de l'Expression et d'Art thérapie），最终被认可的缘故吧。我之所以把 SIPE 改成 SIPEAT，是因为 SIPE "一味强调表现病理的层面，没有讨论治疗论的余地"。当然，我并不否定病症本身，也完全没有鄙视论述病理的意义。心理治疗师在理解患者病症含义的前提下，随之在治疗中运用它，把它还原于患者本人，这种互动才是完整的过程。我依照这种理念，把学会名称改为 SIPEAT，即"国际表现病理艺术治疗学会"。不过，刚才提到的共同负责展示的托玛索夫博士和卡尔波内教授，他们两位只属于 WPA，都不是 SIPEAT 的正式会员，所以对于我的一贯主张并不了解。另外，托玛索夫博士在这次展示活动和专题论坛中，说想以"Anti-stigma"来作主标题。"stigma"的原意是病态的烙印、伤痕，这个词在社会语境中使用时含有歧视的意思。所以，对于他的提议我断然反对。托玛索夫博士主张："说到艺术能力，患者也好常人也罢，没有区别。更确切地说，也许患者本人能够更加强烈地影响到作品本身。通过艺术创作，患者和我们具有同样的能力。他们甚至会超过我们，也能够克服 stigma。"这种说法看似合乎逻辑，但是，以我直觉来说，那只是过于重视患者的病理，强调患者的异常性。笔者回想到自己和中井久夫先生对德国著名的精神病医师普林茨霍恩（Hans Prinzhorn）的"Bildnerei der Geisteskranken"（《精神病患者的绘画作品》）做出评论时，也同样受到周围的指责。于是，我强调："19 世纪、20 世纪的时代已经过去了。如今的 21 世纪并不能只是着眼于患者的异常。我们是通过患者和心理治疗师的共同创作，使得患者凭借自身的力量去克服疾病，最终找到一条合适的道路的。本次艺术展示的重点应该是'绘画创作中的治愈过程'，而不是强调'anti-stigma'，所以'the healing by art expressions'或者'the appearance of self-healing power through art expression'比较切题。"

托玛索夫博士对于我的主张始终不予认可。终于，今年夏天我在奥地利和马德里见到了他本人，我们相互间进行了反复探讨。他居然固执己见，毫不妥协。于是我就向组委会表明，由于各自的理念不同，我也许不能参加学会大会了。然而，最终是由 WPA 主席洛佩斯-伊波尔教授作为中间人打来电话，答应同时认可我和托玛索夫博士两人的不同见解。

所以，在这次大会的内容概要《人类艺术项目》（*Human Art Project*；Schattauer，Stuttgart & New York，2002）的第一页的引言中，同时记载了托玛索夫博士和笔者两个人的观点。

为何我要在此如此仔细地记述看似强调个人观点的内容呢？其实，并不是在强调个人。其中有两条理由。首先，可以说这些记载和本书即将论述的主题极其吻合。其次，笔者近来参加了好几个国际性的学术大会，对于大会的议题，参加讨论的各方都只是在自我满足似的发表意见，他们完全没有展开切题的议论，似乎只是为了"完成任务"。对于这一种学术风气，我难以忍耐。说到后者的学术研讨，如果是运用所谓的科学的视角与方法去探讨的话，往往会出现议论不止的局面，相反，如今的现状却可以说近似例外。只有通过这种步骤，全新的方法与崭新的观点才会得到理解和接受。我在以下提到的包括对精神病理、对治疗理念的讨论现状也同样适合。也就是说，并不是局限于单一的自然科学的方法论。每当讨论主题涉及社会科学、人文科学等多个领域时，自然就会出现以上的现象。对于如今学术大会中的风气，我不想过多讨论，以下只是对前者的理由展开一些探讨。

心理临床学①和精神医学之间：首次面谈的问题所在

终于到达可以论述本书主题之一的起点了。笔者认为，精神医学和心理临床学之间同样包含了以上提到的问题，即双方的论点并不一致。具体来说，对于精神病、边缘性人格障碍、神经症的疾病治疗而言，往往这两个学术领域间的观点完全不一致。也就是说，从精神医学的角度出发，比如，首次面谈（精神医学专业术语叫"初诊"）首先要"面临诊断"。治疗师越强调严密的诊断过程，患者的病态往往就看似越为明显。事实上，很难意识到其实那种举止远离了治疗目的本身。换言之，那是朝着非治疗性的方向在发展，这就是问题所在。当然我并不强调诊断无用。在治疗师首次接触患者的阶段，如果没有判断把握好病态的水准，就很难实施对应的治疗。对病态水准妥当判断，缓解患者的不安情绪，使得患者如实面对自身的疾病，始终考虑两者间互相信赖的治疗关系，这些才是最为关键的环节。

---

① 在日本，同时具有"心理临床学"和"临床心理学"两个不同的组织。前者人数要远远大于后者。心理临床学强调现场的心理治疗，从事对象多为精神科医生。相比之下，日本的临床心理学则侧重于理论研究。两者有所不同。日本心理临床学会设立于 1982 年，会员总人数 26 650 人（截至 2014 年 2 月 2 日）。此学会是日本心理学界会员人数最多的组织（参考日本心理临床学会官方网站）。——译者注

另外，从心理临床学的角度来看，首先是要如实地接纳患者所处的环境状况，随后始终保持"彻底聆听"倾诉的态度。通常来访者在起初阶段会对面前的心理治疗师产生怀疑，态度也可能是僵硬的。但是渐渐地他们会感到心理治疗师确实能够理解自己，也是值得信任的。那时犹如披着外套般的病态症状就会自然脱落下来。通过双方携手、建立互相信任的治疗关系，患者最终能够走向独立，从病态中解脱出来。

科拉松研讨会集体住宿时的议题

笔者在执教的京都大学内召开的科拉松（Corazón，西班牙语，意为"心灵"）研讨会上，曾经向参加者们提出过这样一个问题，即："当你听到'心灵和精神'之后会想到什么？"以下是我得到的回答，大家可以从中阅读到不少颇有意思的观点。如果您被问到后，又会如何回答呢？（科拉松研讨会是笔者近十年来主持的一个共同参与型的研讨会。参加者大多是京都大学本校医学系的本科生和心理临床学系的研究生。他们以"本地留学"的形式来到我所属的院系。通常是自发参加，举办时间也是不定期。）

【女性 O　经济学系本科生】

我看了电影《无语问苍天》①，对"心灵"的理解"有了变化"。我发现"毫无反应的人也有心灵"，这可能是我的直觉。说到"精神"，我会想到记忆啊、意志啊。"心灵"呢，"不可知晓"，不是"外界刺激"，是与周围人"接触后的产物"吧，比如高兴、开心等等。我觉得狗也有心灵，那可能和情感没有太大的关系。所以说心灵是动物性的、非常本性的东西。我有那种感觉……

【男性 M　教育学系本科生】

我觉得"精神"是"心灵"中的、经过逻辑分析归纳以后的一部分。好比"精神"涉及意志、思维、记忆，而情感、情绪通常被

---

① 美国电影 Awakenings，导演潘妮·马歇尔，主演罗伯特·德尼罗等。——译者注

看作属于"心灵"。我换种说法，我觉得"精神"与思维紧密相连，"心灵"与无意识、本能密切相关。

【女性 H　心理临床学系研究生】

我觉得"精神"是朝着生存方向发展、一股勇往直前的力量。"心灵"是生命体本身。

（在此，我和参加者们解释了木村敏先生对"Noema"和"Noesis"的分析，我也比较了"doing"和"being"的区别，建议他们考虑对心灵力量的探讨。）

我很难用语言来表达……

说到"精神"，通常我们会想到精神力量、精神统一等词，"心灵"就没有类似的说法。"心灵"是无形的。它看不见摸不着，能感受消极负面的因素，"精神"也会对它进行适当控制。

【刚才的男性 M】

"心灵"也有形态?!……

【女性 N　心理临床学系研究生】

说到"心灵"，我回想起高中时在"伦理社会课"上经常出现的希腊哲学中的火、水、土、风等各种元素。要说"精神"，我会联想到"宗教"。

【男性 Y　医学系本科生】

"心灵"是个人无意识水准上的立脚点，"精神"是心灵发挥功能的一个起点。

【女性 Y　医学系本科生】

说到"精神"，我觉得是人为的，好像需要添加某些事项。我们一般说"精神病"是"心灵的疾病"。把"心灵"的对象具体化，"精神"不就更加容易理解吗？

【男性 S　医学系本科生】

"心灵"当然看不见摸不着，相当于英语的 mind。但是说到"心灵"的功能，我就会联想到 learning, memory, motivation, attention 这些实验心理学中的概念。

【男性 N　医学系本科生】

"心灵"（kokoro）一词是日本原有的说法，"精神"是汉字用语。汉字用语严谨、逻辑性强，也是分析探讨操作的对象。

（我提到了弗洛伊德的"精神分析"，原先的英语是 psychoa-nalysis，也有学者主张应当把那个词译成"心灵分析"。）

【刚才的女性 O】

"灵魂"就是"精神"？对我来说，"心灵"有颜色，"灵魂"没有。

【男性 N】

说到"大和魂"，有"灵魂"的意思。这个原本是日本特有的用语，但是好像又掺杂了不少另类的要素……

【女性 O】

（突然间发言）将"神"和"God"相提并论，很滑稽。

（我在此做了解释。日本所说的"神"，是万物的根源，不是单一崇尚的某个神，最早起源于"始终摆放于顶部、上面的东西①"。日本的神包罗万象，有各种各样、五花八门的神。）

大脑负责考量，肢体负责感受，"心灵"负责思虑。要说"精神"，我想到集中精神，当中有人为的因素。

【男性 A　医学系本科生】

我觉得"心灵"是 energy，"精神"是 function。

【女性 N　临床心理士】

如果说"心灵"，我感觉是比较传统的一种日本式的说法。说"精神"，就会想到医学、基督教，是西方的东西。荣格心理学中"心灵"表示主体，相反"精神"则代表客体。

关于心灵和精神的定义

笔者手中有一本岩波书店出版的《哲学事典》（1971 年首版）。其

---

① 日语中"神"的发音是 kami，而表示"顶部、上面"意思的、日语汉字中的"上"字，发音同样是 kami。——译者注

中翻到"心灵"一词，仅有"无心的心理学"唯一的一个解释项。

（英）psychology without soul（德）Psychologie ohne Seele（法）psychologie sans âme

朗格（F. H. Lange）《唯物主义史》（1866）中的用语。在古典心理学中，心理学是心灵、灵魂的学问。精神是指对作为实体的心灵、灵魂的原本的能力所发挥出的作用。此种思维，其实是从事物结果反之说明事物起因的立场。到了近代，为了让心理学更富有科学性，积极提倡必须去除作为说明依据的实体概念的心灵。由此一来，无心的心理学这一说法也并不矛盾。19 世纪的心理学是以经验中的意识为研究对象的实验心理学。随后，实验心理学又发展成了 20 世纪初以行动为研究对象的"无意识心理学"。

由此可见，这是如此批判性的用语解释。在近年出版的《事典·哲学之树》（讲谈社，2002）中，（关于心灵的解释）也只是简单提到了"有心之人"和"无心之行为"。在此语境中，"有心"与"无心"并非对称。前者提到"人"，后者强调"行为"，是表示属性的形容词。无怪乎即使是人类自身编辑的哲学事典，查阅以后也依然一知半解。

但是，在同一出版社出版的《哲学事典》中，对精神的解释略微仔细。

（希）nus（拉）spiritus（英）spirit，mind，soul（德）Geist（法）esprit

精神一词最早记载于中国的《庄子》，它是万物之根源，"道"的思想，人类内在的活跃的实体。欧洲语的来源是希腊语 pneuma，表示气息、风、空气等意思。原始人认为，人类的肢体内存在空气与火之类的元素，是它们在支配肢体。那些元素在人类生存中时而出现，时而消失。比如，死亡之际体内最后的气息被吐于体外，当事人的身影作为一种灵魂将长久不灭。这就是对精神概念的最原始的理解。在神话式的思考模式中，又将灵魂细分为各种各样的善良与邪恶之灵。人类的祸福与人世间的万般景象都归结于灵魂，这也

表达性心理治疗：徘徊于心灵和精神之间

是宗教的最初形态。随着社会的不断变化，如今强调的自然、精神对人类有支配作用，优越于人类本身等等的观念和各种不同的宗教理念互相贯通，又和通俗的理念型的思维方式有紧密的联系。在犹太教等等宗教里，围绕精神是非物质性的观念展开了思维，那种观念只被运用于神。在希腊哲学中，阿那克萨哥拉认为世界存在本身是无数"种子"的混合体，也就是精神。那种观念并没有认为精神完全脱离了物质本身。柏拉图认为，可以与理念（idea）合二为一的人类精神的 psyche 并不是物质性的存在，也将永不死亡。基于希腊式人类生存的观点而言，人类的精神终究和动植物的灵魂密切相关。在中世纪神学中，人类的精神不是议论的焦点。到了笛卡儿近代哲学的起初阶段，精神才成为形而上学的中心概念。换言之，笛卡儿把精神与物质对立起来，而两者始终依附在永不受到限制、以实体而存在的神的周围。前者的属性是内涵，后者的属性是外延。他完全否定了两者间相互依存的关系，倡导身心二元论。在这种观念的背后，是用开发支配大自然来把握合理的秩序，这也是近代人类的一贯理念。笛卡儿的二元论被沃尔夫改造成神（自然）的一元论，随之莱布尼茨提出了原子论。由此可见，该阶段的定义特征是，把精神视作一种实体乃至该实体属性。

在这里的记载中，"精神"的概念显然是被作为哲学即形而上学的对象来探讨的。与之相反，"心灵"的概念记述得模糊不清。顺便一提，刚才的研究生联想到的，也应该是基于对这种观念的理解，把它扩展到了教育中。

在笔者手中的《广辞苑》（1991 年第四版）中，有关"心灵"的概念是这样记载的。首先有这样一句引言："'心灵'或许是人最早看到了禽兽的内脏后把它称作心，以后被扩展到对人类内脏的总称，再被晋升而涉及'精神'的一个概念。"

【1】作为人类精神作用的来源以及其本身。（1）知识、感情、意志的总体。区别于"肢体"的说法。（2）思虑、意向。（3）情

绪、心情。（4）体贴、情念。（5）介于情绪的感性。（6）愿望、志向。（7）独特的想法、背叛或者是阴郁的心情。【2】（比喻式的）（1）意向、风情。（2）事情。（3）趣向、设法。（4）意思。（5）理由、解密的根据。（6）（歌曲关联用语）内容。歌曲的主题、题材、设想。【3】（1）心脏、胸、肩。（2）事物的核心。

对于"精神"这一概念，书中还简单扼要地进行了记述。

（1）（相对于物质或肉体而言）心灵、灵魂。（2）知性且理性、主动且意识明确的内心运作的过程、毅力、气力。（3）万物原始的含义、理念。（4）超越个人范围、涉及团体的一般倾向，如时代精神、民族精神等等。（5）在众多的形而上学理念论中被看作构成世界的基本原理。比如，黑格尔的绝对精神。

词典中如此介绍只是扼要地记述了两者的含义。尤其是，在日语词典中出现"精神＝心灵"（1）的解释也算是一件无奈之事吧。

最后，我想在此提示笔者的定义和结论。我认为：

所谓心灵，包含植物在内，是以生命为基盘而出现的，是活跃生存的东西。面对世界，心灵以主动或者是被动的态度给予应答。它从本质上说，来源于某个主体。对于心灵功能的发挥，植物是在无意识的层面中进行的，动物则是从无意识层面转换发展到意识与无意识之间的维度上进行的。

所谓精神，是心灵发挥功能作用的主体，具有一定的方向性，也是意志的根源。此外，它也是心灵客观表达的产物。

在以下的阐述中，我就依照这里提示的定义来展开分析与探讨。

表达性心理治疗：徘徊于心灵和精神之间

第二章　树木人格测试

这次，我想记述一些个人接触到的树木人格测试的作品以及自己实践树木人格测试的经过。从某种意义上说，这是我的精神科临床工作的出发点，同时也是心理临床工作的起点。当然，当时的我并没有意识到这些。现在回想起来，我最初就徘徊于心灵和精神之间。也就是说，我是从位于精神科临床和心理临床的中间位置的"意象领域"出发的。

初识树木人格测试和实践研究的经过

把树木的灵魂分成男性和女性两种形象，是将树木的生命原理和炼金术里的水银之王互相对应。因为作为性质完全相反、雌雄同体合二为一的树木本身，就是一种双重的存在。

（摘自荣格《哲学之树》）

初识树木人格测试

记得是在 1967 年，我刚从医学系本科毕业，还没有成为研究生，在一次实习中第一次接触到了树木人格测试。当时担任研究生院特聘教授的荻野恒一先生刚从法国留学回来，他在向我们讲课时提到了弗洛伊德等人的名字，也多次提到了树木人格测试。

当然，我这里所说的树木人格测试是瑞士的科赫所创造的一种心理测试的技法。实施材料是 A4 大小的画纸和 4B 的铅笔，随后用极其简单的指示语告诉患者："请您画一棵结了果实的树。"虽然测试方式简单，但是也能够获得患者深度层面上的人格信息。如此简单而且精确的性格测试法，除了中井久夫发明的风景构成法（LMT）以外，我毫无所知。

"如果你仔细观察，就会发现每一棵树都是智慧之树。"这是科赫个人著作中的语句，这部作品就是位于德国斯图加特的，名叫汉斯·胡伯的书店于 1949 年出版的 *Der Baumtest：Baumzeichenversuch als psychodiagnostisches Hilfsmittel*（《树木人格测试：精神科诊断学中的辅助方法的树木画研究》）。

从这本书前言中我们可以得知，据说这种技法最早是在 1919 年，在瑞士苏黎世州任职业咨询师的埃米尔·尤克（Emil Jucker）所构想的。如果真是那样，树木人格测试也已经有八十多年的历史了。

将最早起源于科赫的这种技法介绍到日本的，是京都大学医学系精神科的筱原大典、国吉政一、小池清廉和山口寿雄四位执笔的论文《Baumzeichenversuch 的研究（1）：发展中的 Baumzeichnung 的变迁》（《精神经志》1962 年第 64 卷第 808 页）。这是他们当时在日本神经心理学关西地区大会上联名发表的。随之不久，国吉政一、小池清廉、津田瞬甫、筱原大典在名叫《儿童精神医学及其周边相关领域》的儿童精神医学会杂志（1962 年第 4 卷第 237－246 页）中发表了文章《科赫树木人格测试研究：发展阶段儿童（正常儿童和智障儿童）的树木画的变迁》。应该说，这是日本最早的有关树木人格测试的一篇论文。

不过，我本人最早接触到的并不是这一篇论文，而是 MISUZU 书房出版的《异常心理学讲座》中，由辻悟博士介绍的树木人格测试。回忆起当时，我看到书上记载的德语书名后，立刻订购了原版书籍，无奈邮寄要花不少时间，于是便到东京医科齿科大学图书馆，以三十五年前的复印价、以每张五十日元的价格（现在看来价格超贵，大概相当于如今一张五百日元）复印了最想阅读的三十页左右，随后我直接跑到辻悟老师的研究室，就记载中的疑问仔细询问了他。结果他那样说道："其实我也是受到委托才写了文章，我个人不是研究树木人格测试的。"经过他的介绍，我对京都大学的几位教授有所了解。不巧的是，我没有见

表达性心理治疗：徘徊于心灵和精神之间

到他们中的任何一位。最后，我也毫无办法，只好按照德语原版的记载独自摸索，开始了实际操作。

首次实施树木人格测试

现在回忆起来，笔者首次实施树木人格测试是在三十五年前，即使现在，对于当时的情景我依然记忆犹新。当时我在我母校的大学附属医院中实习，个案是 17 岁的女生，一名歇斯底里性下半身麻痹的患者。她始终沉默寡言，只是在病床上安安静静地过着每一天。某一天，当我问起是否有意尝试树木人格测试时，她便非常认真地画出了这么一幅作品来。

开始时极其随意地画了左边的树枝，然后用非常细腻的手法画出了左边树干的轮廓线。接着，右边也同样从树枝开始，再一口气顺畅地画出右边的树干直到根部。树冠的顶部超出了图画纸，所以看不见。下面则非常仔细地画出一片片树叶。数十片浓密的叶子中隐隐约约地可以看到数根小树枝……

我原以为绘画过程即将结束，但是她依然默默无语，慢慢地画出了以下更令人惊叹的景象。

……树根部分开了一个洞，洞口前面一片、两片、三片……落叶层层往上堆积起来。如同树枝上的叶子一样，她更加仔细一步一步地堆积了数十数百片的叶子。终于，树根被密密麻麻的树叶给遮盖得看不见了。（图 2-1）

画了这张作品数日之后，女生渐渐与我说起少女时代曾经受到某个男生性侵害的经历，如今的说法这就是 PTSD[①] 症状。据说是在高中，某个偶然的机会使得她暗恋起一个男生。当那个男生的手不经意地触摸到她的大腿后，女孩便出现了现在的症状。

[①] Post Traumatic Stress Disorder 的简称，即创伤后应激障碍。——译者注

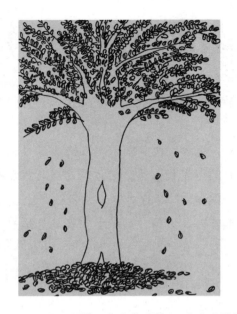

图 2-1　一位心因性下半身麻痹的 17 岁女孩的作品

树根部被秘密麻麻的树叶所掩盖（作品是笔者回忆中的素描）。

　　其实，那一幅树木人格测试作品犹如爱护并且疗愈着受到了侵害的下半身。从某种意义上说，它既隐藏着过去的经历，同时，又极其清晰地在述说当时发生的难以启齿的事实。

各式各样的树木人格测试作品

　　从那以后，我成了精神科医师，对于个人接触到的门诊或者住院患者，我几乎都采用这种技法，因此看到过的树木人格测试作品有超过五千幅之多。严格来说，每一棵树不仅仅只是一棵树，而是彻底反映出了绘画者本人的部分人格。接触每一幅作品都会有不同的感受，并为之感动。（我现在执教的京都大学里有一位名叫仲淳的研究生，在我个人策划组织的研讨会中，他将画树和医学中的 X 光线透视进行对比，并且巧妙地形容"两者都是活生生的写实，是把原本看不见的东西显露于外界"。）

　　尽管如此，过去的研究成果也好、如今的也罢，自篠原、国吉等人介绍树木人格测试以及科赫著作英文版重新被翻译成日文版（林胜造，国吉政一，一谷疆，1970）[①] 之后，有关树木人格测试的深度研究主要出现在发展诊断领域，遗憾的是，对人格诊断法上的研究却没有得到进一步的探讨。以下记述的是笔者实施此技法的部分内容（本人退休之际，出版了略微从人格侧面分析树木人格测试作品的书籍）。

老人们的作品

作为"研究项目"，笔者在此领域中最先着手的是老人的作品。可以说，这完全是出自外来的理由。在我进入大学附属医院当年，领导整个组织的是岸本教授，而他在那一年（我记得是在 1967 年）正巧担任了日本老年医学会与日本老年社会学会共同举办的大会的总会长。笔者当时负责的课题是将老人们分为三组（当时老人的定义不是如今的 65 岁，而是 60 岁以上。这种定义不仅涉及年龄幅度的变化，也如实说明了这三十年来的寿命确确实实有所改变。其实，在三十年前的两千年内，都说人生五十年。近三十年来，平均寿命却都超过了 80 岁），即安居在养老院的（再把他们用收费和免费区分开来）、生活在家的和当时依然活跃在第一线的老人。以这三组为调查对象，进行心理学上的比较研究（山中，1967）。采用的方法就是树木人格测试。也就是说，在考虑了各个组群年龄与性别上的均等之后，实施树木人格测试，进行比较分析探讨。

我被意想不到的作品所震撼。分析结果显示，调查对象虽说都是同龄老人，但是画出来的作品却是各不相同（图 2-2）。

（1）住在养老院的老人能够画出通常形状作品的很少。有的"看似番薯或是马铃薯，样子呈现出歪斜的椭圆形，并且到处长毛，看起来极其古怪"（图 2-2 左侧）；有的"勉强看似一棵树，只有一条线的树干或树枝，形状矮小，并且不知为何都是朝着左边倾斜（图 2-2 右侧）；

---

① 卡尔·科赫著《树木人格测试》第 3 版（1957）的日语最新译本，由岸本宽史、中岛尚美、宫崎忠男译，诚信书房 2010 年出版。——译者注

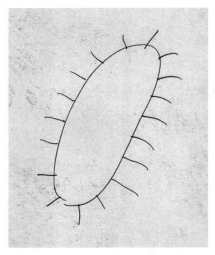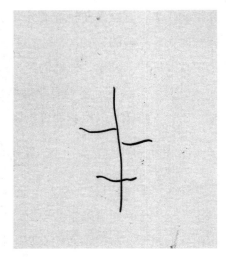

图 2-2 入住免费养老院的 80 岁老人的作品

左边是番薯形状，右边是略微向左倾斜的线形树干和线形树枝。

还有的"好不容易画了两条线标识树干，树的顶端却呈现出开放式的形态（稍后在报告有关精神分裂症患者的研究结果时我会再次提到，我把这种形态命名为'漏斗型树干上开'）"。总而言之，"老人们在形态表达的水准上明显出现能力下降的倾向，作品完全无法表达出树木的形状，其中的一部分乃至整体都是垮掉的状态，显然是精力消退所导致的结果"。

（2）居住收费养老院以及住在家里的老人，他们作品中的树木形态几乎相同。有的是"两条线的树干和一条线的树枝"，有的是"两条线的树干加上两条线的树枝"。但是不管哪一幅作品，"树的大小都是全张图画纸的一半，树的种类也几乎都是松树或者是柿子树"。

（3）活跃在第一线的老人们画出的树都生气勃勃而且强壮结实，树干树枝也都特别健壮。特别是当时将近八十高寿的爱知县知事桑原干根先生的树是既高又壮，看起来就像一棵壮年之树，或许比壮年之树还更加具有朝气与活力，从中让人感到"树木人格测试作品的的确确可以反映出一个人的精神力量"。

双胞胎研究：树木人格测试的医学及心理学基础

随后，我又着手有关双胞胎的研究（山中，1973），这个课题也是由外在因素而开始的。在笔者的研究经历中，采用医学角度上的方法论最多。现在回想起来，有机会做这种课题也很幸运。当时负责研究室的服部隆夫博士（随后当上了公立濑户陶生医院精神科部长）以血型ABO方式乃至采用Rh阴性血等精密的孪生鉴定方式抽出十四组双胞胎（其中十一组是同卵，三组是异卵），这些个案也都是轻度智能障碍的患者，他们受到知识文化上的影响最小，我也因此能够提出一些单纯且极其粗略的假设（图2－3）。

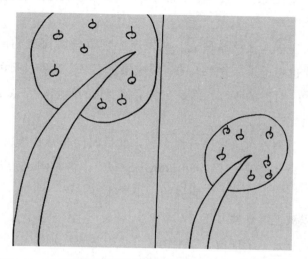

图 2－3　11 岁同卵双胞胎女孩各自在不同房间内完成的作品
　　左边的作品是姐姐的，右边的则是妹妹的。两幅作品结构完全相同，姐姐作品中的树木明显较大。

　　此项研究的结果如下。

　　假设"在同卵的一致性越高、异卵的非一致性越高时，表示受先天因素影响的程度越大。同样，在同卵的非一致性越高、异卵的一致性越高时，表示受环境因素影响的程度越大"。我得到的结果是，受到先天因素影响的程度越大，树干树枝的结构、树干的中央部和根部的形态、树枝的基本形态越符合 R/L 这一比例（这里的 R 是指从树干的中心线到右侧的树枝或者是到树顶右边的长度，同样 L 是指左边的长度）。而环境因素的影响则明显表现在树叶形态上。再进一步对每一幅作品探讨分析后会发现，特别是"树干的结构形态容易受到先天因素或者是个人内在因素的影响，其次，树叶和果实的形态受环境和外在因素的影响较大"。我以这些倾向特征为内容撰写的论文被收录在林胜造、一谷疆等人编写的《树木人格测试的临床心理学研究》（日本文化科学社，1973）之中。意外的是，这篇论文即使现在也还有不少人阅读。（这项研究是把双胞胎们分别安排在各个不同的房间内实施测试，所以说，由此得来的分析结果也是具有相当严密性的。）

树木人格测试：基于发展心理学角度的研究

日本的树木人格测试研究，从发展心理学角度探讨的成果极为多见，在此我也想记录一些个人的研究成果。不过，笔者进行的并不是类似于众多的一时性的研究，而是花费了相当长的时间，完成了此项研究课题。

这是一个调查对象为一百二十名，前后时间长达连续九年的研究，是所谓的"纵向研究"（Longitudinal Study）。将时间定为九年，是有它的道理的。因为岐阜大学附属的中小学实行九年一贯制，由此同样一个案例可以被连续观察九年。

并不仅只是这个理由。以生物学方法为基础，九年间对所有的样本进行免费脑电波测试，随后对彼此间的数据做比较分析。当然，这项研究起先并不是由笔者开始实施，而是当时大学教育系的中井干教授尝试脑电波的研究，笔者只是随便帮忙而已。脑波学领域中的一个常识是，随着个体的发育成长，儿童的阿尔法脑波会朝着左边逐渐移动，也就是说，脑波长度由八（cycle）左右的大小开始，渐渐大到十二（cycle）左右，按照发展的顺序，缓慢地朝着成人的脑波移动。只要看到 α 波的数值，就能够感受到大脑是在逐渐成熟。中井教授开始实施这项研究时，笔者有幸以共同研究者的身份参与合作。在中井教授检测脑电波的空余时间，我让小朋友们画树木，那样的最大优点是既公平又不给被测试者添加任何的负担。此外，这个研究还附带人物画测试。在观察被测试人物之后，可以制作出他们的人际关系图，找出学生们在各个学年内的动力关系乃至人际关系，操作本身非常有趣。

表达性心理治疗：徘徊于心灵和精神之间

关于这些，我们姑且不谈。在此只是记录树木人格测试分析得到的结果。

大脑发育迟缓或者发育未成熟患者的作品倾向于"树干下直型"（树干下方呈直角封闭状态），这种形态到了二年级会几乎消失。"树干上直型"（树干上方呈直角封闭状态）也会在三年级时消失，但是如果大脑存在器质型异常，这种形态就会持续存在。同样，发育未成熟的另一种迹象"枝端笔直型"（Lötaeste，树枝的前端呈直角封闭状态）几乎也在三年级时会消失。

最能够代表发育迟缓倾向的是"低在水平枝"（树枝位置极低并且与地平线平行），还有一种就是笔者本人命名的"幼小微弱树冠"（在树顶部通常树干上方呈直角封闭状态，在此上面还有半圆形树冠，半圆形树冠的内部多半呈阴影状态）。

此外，在个体发展过程中最为显眼的是出现在五年级的"冠上缘出"，即树冠顶部超出了画纸的边缘，呈看不见的状态。也就是说，是突破了画纸的上边边缘不断往上延伸的状态。五年级是生长发育最为显著的阶段，其中另一个值得注意并且不断增多的是"立体描写"（三维度的表达方式）。此外，有趣的是，到了初中高年级，作品超出画纸上边缘的现象有所好转，几乎都能够收敛在画纸范围内，也说明到了那个年龄阶段个人内心开始逐渐稳定，并且大部分的作品呈现出了成人型的树木形态。以上归纳整理出的见解，也是只有通过纵向型的研究手法才能得到的较为客观的结果。

精神分裂症患者的作品

我在担任精神科医生时，曾经接触过很多精神分裂症患者。

在这些患者的作品中最为引人注目的是，原本应该是封闭式的树木变成了开放式的形态。笔者把那种形态称作"漏斗型树干上开"，即"麦比乌斯之树"（图 2-4）。对此，我也完成了相关的研究（山中，1976）。

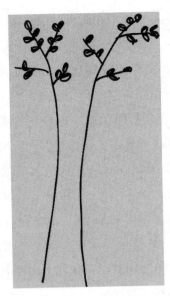

图 2 - 4　麦比乌斯之树

这幅作品也可以被看作两棵树，但是患者本人是作为一棵树来完成的。奇妙的是，从树干的轮廓线内部由下往上的话，起先的内部空间忽然间往外伸展，出现了外部空间。笔者考虑这类似于拓扑结构中的"麦比乌斯带"，于是由此命名。

这是围绕树干顶端闭合状态的问题。

最早注意到这种现象的是甲南大学教授藤冈喜爱先生（已故）。他与合作者在《人类学季刊》中发表了一篇论文，题为《从人类学角度分析树木人格测试的意象表达》（藤冈，吉川，1971）。他们巧妙地将这种现象命名为"树干上端处理"，也就是着眼于观察形成树干的两条轮廓线在树顶处呈现出什么样的状态。当然，现实中无论哪一棵树都是立体的，也是闭合的。不过如果我们在二维水准上探讨的话，自然就会出现各种不同的姿态，也有各种可能性。所以他们把树干上端处理的形态分成了四种，即"基本形""人形""敞开形"和"冠形"。

笔者认为，观察这个"树干上端处理"正是树木人格测试中最为关键的部分。我甚至觉得如果不提到这一部分，似乎就会失去讨论作品的意义。换言之，在树木人格测试中，树干顶端部分正是表达了绘画者对于自身的一个定位，乃至表示处理自我防卫意识问题的一个重要部分。

在我执笔此篇文章之际，恰巧岸本宽史先生寄来了最近发表的一篇

表达性心理治疗：徘徊于心灵和精神之间

论文（《心理临床学研究》，第 20 卷第 1 期，2002）。对于上面提到的"树干上端处理"问题，岸本在论文中这样写道："患者在画树干时最需要精力。换言之，那个部分也最能够反映出被测试者的脆弱程度。"的确如此。正是患者们在无意识中绘画，所以这也可以说是树木人格测试最为关键的地方。

　　我们回到"漏斗型树干上开"的讨论。笔者在当时的研究中发现，在健康普通人或是神经症范围内的患者的作品中，通常不会出现这种树形。但是，精神分裂症、意识丧失、非精神病患者以及部分癫痫患者的作品中往往会出现。当时，笔者认为这种形态是连接内心世界和外界环境的一条渠道。也许是某种因素使得患者守护自身的能力下降，也可能是病理因素导致原本封闭的状态变成了内外贯通的状态。由此可以考虑，这是精神分裂症患者的"自我漏泄"，也是他们对于崩溃的自我防卫的一种表现。根据山森路子对甲状腺功能患者的分析，或者是按照刚才提到的岸本先生的说法，在白血病患者和心身症患者的作品中偶尔也可以看到类似的倾向。可以说，这些都是宝贵的见解，笔者在理论上曾经也都阐述过。另外，河合隼雄等几位学者也都提到，精神病患者与心身症患者或许是在深度的层面上存在某种连贯性。这种观点也是我的个人见解得以形成的客观严密的依据。

　　接着，笔者想论述有关"麦比乌斯带现象"。在刚才提到的"漏斗型树干上开"的作品中，它应该是在树顶的位置。例如，在左侧的树干轮廓线的左边画上一根树枝极为常见。但是，同时在右边同样画上一根树枝的话，那就形成了有意思的作品。也就是说，沿着左侧树干下方内侧的方向用手指比划在轮廓的右边长出的树枝，或许会让人意识到原本应该是内部的空间，突然变成了一个外部的空间，笔者把这种现象较为形象地称作"麦比乌斯带"。正如各位读者对"麦比乌斯带"的理解那样，从呈现出八字形的麦比乌斯带的任何一点出发，以铅笔描绘也好，用手指比划也罢，都能够体验到前后始终连续不断的循环的步骤。大家难道没有察觉到，那种奇妙的感觉恰巧和树木人格测试作品中呈现出的倾向类似吗？值得一提的是，注意到如此微妙细节的是原东京大学附属医院精神科的台弘教授，在心理临床领域中则是青木健二先生。

在日复一日的临床实践中

以上所谓的"研究"，事实上，也就是在每天的临床治疗中和每一名患者进行交流，阅读理解他们绘制出的每一幅精彩至极的作品。即使作品简单，依然可以感受到："哦，原来他是在这么表达。""啊，这名患者是在如此描述自己。"时而感动不已。也许，这就是笔者三十五年来犹如一日，对于临床治疗毫不感到厌倦的理由。换言之，那也正是体验临床妙趣之处的最好的方法。

第三章 绘画疗法（一）：绘画治疗的实践过程

在本章中，我想写一些个人在精神科临床治疗中的另一个出发点，同时也是我的心理临床治疗的一个起点——绘画疗法的实践以及在实践过程中领悟出的一些道理。回想起过去，和前一章提到的树木人格测试一样，始终徘徊于心灵和精神之间的我，换言之，也正是从位于精神科临床和心理临床的中间位置的"意象领域"开始的。

> 欲求改变，就要在内心的火焰中赋予神灵感。
>
> 骄阳火焰中炫耀变形之物，会离你远去。
>
> 支配世界的创造神灵，
>
> 只是喜好形态百变中的转换点。
>
> （摘自里尔克《献给奥菲斯的十四行诗》2-12①）

绘画疗法之起步："集体绘画・个别面谈"

我开始实施绘画治疗，是在我考上研究生院，接受了三个月的精

---

① Wolle die Wandlung. O sei für die Flamme begeistert,
   drin sich ein Ding dir entzieht, das mit Verwandlungen prunkt;
   jener entwerfende Geist, welcher das Irdische meistert,
   liebt in dem Schwung der Figur nichts wie den wendenden Punkt.
  （Rainer Maria Rilke：*Die Sonette an Orpheus*，Ⅱ-Ⅻ）
   〔译稿的原文是德国法兰克福的 Insel 出版社出版的 *Duineser Elegien* 的合并版 *Trschen-buch*（2000）中的片段，由笔者拙译。〕

神科临床的培训，随后每周有两天必须去精神病医院值班的那个时期，应该是在 1967 年 6 月底。那家医院位于日本名古屋市内，是一家规模不小的私人经营的专科医院。记得当时固定床位有六百多张，医生们大部分是名古屋大学毕业，其中也有的毕业于名古屋市立大学和岐阜大学等学校。在新院长领导体制下，有精神科、精神外科、大脑病理学、社会精神医学以及儿童精神医学等等，各科专家汇聚一堂。笔者被分配到称为"重返社会病栋"的大楼。这里的病人一般是在其他病房大楼接受了持续睡眠疗法等以药物治疗为主的方式以后，脱离幻觉妄想状态的急性阶段，随后被转来的。他们主要是精神分裂症患者，白天通常以外勤的方式积极参加社会活动，最终目的是想要回归社会。此外，病房大楼中也同样开展其他的治疗。比如，充实而丰富的职能治疗。但是唯一不足的就是具有心理治疗专长的医师极为少见。

那一年是笔者踏入医院正式工作第一年，在此以前是实习。当时我接触到很多心理学方面的书籍。例如，雅斯贝斯的《普通精神病理学》和《斯特林堡与凡·高》、宾斯万格的《精神分裂症》、弗兰克尔的《死与爱》和《夜与雾》、鲍斯的《精神分析与存在分析》和《性倒错的意义和内容》、弗洛姆的《强化心理治疗原理》等等，我都读过。不过现在回想起来，没有读到弗洛伊德和荣格的作品，真有点不可思议。此外，也有一位前辈（松桥俊夫氏）在大学附属医院所研究的针对癫痫病的绘画疗法得到了很好的效果，随之也让我知道了绘画疗法。我还读过式场隆三郎先生编辑的画家山下清的作品，以及在《精神医学全集》（中山书店）中德田良仁先生对绘画疗法的简单介绍。

笔者所采用的绘画治疗

当时，我走进病房大楼时并没有穿白色大褂，几乎所有的患者都没想到我是一名医生，他们甚至以为我是新来的患者，于是纷纷靠近我。先是多重智能障碍和躁郁症患者，还有癫痫病患者、人格障碍患者、精神分裂症患者。就这样，我很快就融入他们当中。同时，我也始终留意询问他们真正想做些什么事情。

随后，我得到的结果是："他们想用自己的双手做出和别人作品不同的东西。"当时医院内实施职能疗法（比如，让患者到医院外的工厂工作或者是在医院内做极其简单的工作），也有了一定的效果。不过，对于患者本人来说，那些只是流水操作中的一个环节，算不上是"自己动手"的作品。

因此，我就立刻想到把"绘画疗法"带到医院里来。由于治疗在时间上有所限制，所以我实施的绘画疗法采用了"集体绘画·个别面谈"的方式。我胆战心惊地向院长申请需要购买图画纸、蜡笔等绘画用具，意外的是他欣然答应了我的要求。也难怪，我申报的金额还不到刚刚购买来的脑电波仪器的百分之一呢。

得到了适当的金额，我也想实施较为有效的方法，不辜负院长的期望。在引进绘画疗法时，我略有策略地将患者们分成三组。

首先，第一组是我认为最适合绘画治疗的小组。这些患者的共同点是在"语言"表达上比较困难，其中有的是"寡默无言"。通常，这些患者的病例记录中的内容很少、所以极其容易就找来了五名，他们都是精神分裂症患者。

现在回想起来，第二组的人选可以说是我个人的最大杰作。从某种意义上说，也获得了很大的成功。在那栋病房大楼里总共有十六名医护人员，实行三班制。每人分有五张选票，总计八十张。由医护人员挑选，按照患者的得票数决定最终人选。要说挑选的基准，是"你认为如果这名患者不在这里的话，就好了"的人。也就是说，无论从哪个角度考虑都可以，挑选出令你厌烦、希望其尽快离开的患者。一张选票一名患者，五张选票同一名患者，都可以。目的是想选出在病房中令医护人员最为头疼的"五名杰出人选"。我考虑到，如果治疗有所成效，应该是在他们这组中最为明显。

第三组是患者们自由随便形成的小组。当他们得知医院内可以实施绘画后，都主动要求参加。在"我自愿参加"者中，我任意挑选出了五名。

　　笔者之所以挑选出十五名患者来实施绘画治疗，是考虑到在治疗时间上有所限制。那栋病房大楼一共有五十五名患者，其中的十五名也恰巧达到了整体人数的三分之一到四分之一。时间上的制约是指实施集体绘画的时间是从下午一点到两点的一个小时，从两点到五点是个别面谈。在面谈这三个小时里，平均一人是十二分钟。有的患者面谈只有五六分钟，当然也有人需要花上三十分钟左右。随后的实际操作表明，这些想法都在我个人的预测之中。

治疗对象

　　挑选出的十五名患者的病情大致如下。精神分裂症患者九名（其中混乱型五名，妄想型三名，紧张型一名），慢性幻觉精神病一名（是由荻野老师诊断，但是当时医院病历记录中他也属于精神分裂症患者）。非精神病例患者一名，躁郁症一名，癫痫病两名，多重智能障碍一名。所有患者都是男性。年龄方面，最年轻的是 22 岁的非精神病例患者，其次是 24 岁的混乱型精神分裂症患者，最年长的是 53 岁的妄想型精神分裂症患者。

　　我在此顺便提一句。在两个月之后，女性病房也开始实施起绘画治疗。她们的构成情况是：精神分裂症患者八名、非精神病例四名、躁郁症两名、多重智能障碍一名。年龄范围在 22 岁至 45 岁之间。

实施方法

　　我采用了这样的指示语："现在我请大家在这张八开大小的图画纸上随便画画。但是，尽量画出以下三件事情中的某一件。（1）平时你一直在想的事情或者是感到困惑的事情。（2）梦中遇到的事情。（3）无意随便联想到的事情。在这三个主题中选出一个，完成画画。画完以后，你们可以用蜡笔和粉彩笔涂上颜色。这里准备了一些颜料，需要的人请随时举手。"

　　患者们依照我的指示开始动起手来。一点到两点画画，在两点到五点的三个小时里，我和他们每一个人分别讨论各自的绘画作品。短至五分钟，长达三十分钟，平均每个患者大致十二分钟。这就是笔者称作"集体绘画·个别面谈"的绘画疗法。

与各式各样的作品相遇

就这样，从 1967 年 6 月 29 日开始了第一次的绘画治疗。以后在每星期的同一天、同一个时间实施，总共持续了九个月。

案例一：第一组　精神分裂症（混乱型）　Ⅰ·Ｔ（时间迟钝男）　25 岁

这名患者始终坐在病房（一间四人）角落边的个人的病床上，不参加医院外的工作，院内的工作也是勉强完成。除了上厕所、一周两次的淋浴、袋子穿线、粘贴焰火纸筒外壳标签等简单的工作以外，他始终保持同一个姿势，可以丝毫不动地过上好几个小时。其实是一个内心安静的青年。

阅读病历记录，这名患者是家里三兄弟中的老二。中学毕业后到附近工厂上班，由于始终学不会技能，工作了两年左右被工厂解雇，之后就一直在家闲混。发病那年 18 岁，病后一直躲在家里从不外出。不修边幅，神情恍惚。据说来到医院后被立刻要求住院。当时呈现出幻听、眉头紧皱、自言自语、傻笑等状态，被诊断为精神分裂症（混乱型）至今已有七年。

以我上述的群组分类的话，他应该属于第一组。在他的病历记录中几乎只是记载了沉默不语、闭锁、奇特、傻笑等语句。但是对患者本人曾经说过的话语，几乎没有记录履历。所以虽然已经住院七年，但是病历卡上却也只是几页而已。我注意到有关近日状态的记录，是在本子上写满数字。除此以外，没有任何记载内容。

绘画作品一：黑色火焰的蜡烛（图 3-1）

画纸右侧有一支极其普通的蜡烛。蜡烛本身是淡紫色。但是通常应该涂上红色或者至少是青紫色的火焰在这里却是黑色的，蜡烛灯芯则是白色的。（不过，当我看到这幅作品后却抱有了某种希望。）火焰周围有十多道橙色的光芒，从火焰处往外射出，直到画纸的边缘。火焰是黑色，然而光芒的颜色却是明亮的黄色。我对这个背景颜色感觉不错。

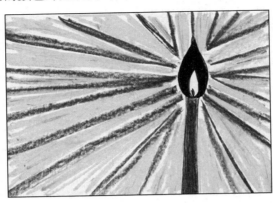

图 3-1 黑色火焰的蜡烛

对于我们之间的对话，我还略微记得一点。

"我觉得自己体内没有流着滚热的鲜血。我好像毫无感情，不会为周围的事情感动。"

我朝着作品中的"光芒"和"明亮的背景"，说出了自己的看法。

"你虽然那么说，但是就像你现在看到的，这里确实都发出了光芒啊，不是照亮了四周吗？"

"是吗？我真的没有注意到。一直觉得自己又黑又冷。"

"原来是那样。不过，这张作品确实是你画的啊。你没有注意到，但是光亮还是散发到了四周。"

"那倒也是。"

或许是我的心理作用，我发现当时他的眼睛似乎出现了光亮。

绘画作品二：在石头上坐了七年

隔周，他画的作品的结构和前一张完全相同，背景色彩也几乎一样，也是黄色。不过，在原先蜡烛的位置画上了一个坐在石头上的男子。只能看到男子的侧面，是朝着左边摆出了一副沉思的姿势。石头灰色，人是黑紫色。这幅作品和以前的最大的区别是在黄色的背景中，用

表达性心理治疗：徘徊于心灵和精神之间

铅笔写满了数字。不，准确地说，应该是时间。一点、两点、三点、四点、五点、六点……

"这是谁?""是我。我坐在这块石头上已经七年了。""原来那样。已经有七年，过了很久了啊。不过，这个数字，这个看起来像时间的数字是什么意思?""对，这就是时间。我对时间没有感觉。我没有觉得时间在流淌，所以一直看着钟。一点、两点……每隔一小时我就要确认一次，然后把时间记录到本子中。"

我看到他的本子时惊异不已，数十页的笔记本中记满了时刻，无论翻到哪一页都有。四点、五点、六点、七点……这立刻使我回想到病历记录中的数字的寓意。我认为这种现象和上一回说到"毫无感情"的语句一样，由此断定这是由精神分裂症中的"Depersonalization"（人格解体）所导致的。于是，我就对他说："上次我也说过，你不是坐在这里吗？你看，耀眼的黄色背景就是一个证明。说到时间，你这样写确实太辛苦了。我觉得即使不把时间写在笔记本里，也无所谓啊。不过，如果你觉得不写不放心，那就还是和以前一样吧……""是的。我也觉得如果可以不写，我也不想写。"也许是心理作用，这一次我又感到他的眼睛变明亮了。

案例二：第二组　慢性幻觉妄想症　W·X（幻绘师夜叉次郎）　50岁

笔者曾经多次提到这个案例。在我以前的学位论文《心理疗法的创造性治疗过程中的象征性表达》（山中，1970），和荻野恒一教授、大桥一惠氏共同撰写出版的《人间学的精神疗法》（文光堂，pp. 182-189）以及最近出版的《人类艺术项目》（2002）中也都可以读到此案例。

这名患者在第二组中得票数最多。病房中的护理人员没有人喜欢他，是有些道理的。他随意编造不参加外勤工作的理由、不听取护理人员的忠告、病房中订阅的报刊还没等大家看完就随随便便地剪下、随便偷吃别人的食物等等。那些自说自话的言行举止难怪让人讨厌。

说说他个人的生活背景。6 岁时母亲因产后身体虚弱患上结核病离开了人世。9 岁时二姐，12 岁时作为某个有名企业技师的父亲，也都同样患上了结核病离开了人世。由此一来，大五岁的姐姐、大两岁的哥哥、小六岁的弟弟和他四人就变成了孤儿，那时起孩子们就被远方的亲戚家人推来塞去。在普通小学毕业后原本打算去美术学校学习，由于花不起学费，无奈只能勉强去商业学校学习财务出纳。但是没上几天就休学了。从乡下逃到城市，在印刷厂工作不到三个月后开始频繁地调换工作。据说当过餐厅招待服务员、酒店客房服务员，后来接受了兵役检查，进入海军远赴南方。由于搭乘的轮船在海上受到鱼雷袭击，当时在仓库的他被因受到外部强烈冲击而掉下的铁板砸到了头部，刹那间失去了意识。虽然很快恢复过来，跑回了工作岗位，但是当晚就发高烧达到四十二摄氏度。不过，随后也恢复了健康。但是一年后头部再次受到袭击，那以后就开始持续头痛了。他战后在国营铁路公司就过职，也当过警察等。但是每份工作的时间都很短。朝鲜战争时加入美军远渡朝鲜半岛，但在当地患上胸膜炎而被强制遣送回国疗养。痊愈之后他又进入海上保安厅，再次上船。但是再度患上胸膜炎，最后，本人丧失自信而辞职，无奈暂时居住在姐姐家里。

夜叉次郎第一次出现幻听是在 41 岁。从那次开始，他前后反复进出精神科医院多达七次，这回第八次的住院理由有点特别。由于患上了痔疮住到外科医院，怀疑隔壁病房里某个患者饲养的金丝鸟在说他的坏话，于是把金丝鸟活活弄死，就是因为这个举止而被领到了医院来。由于曾经头部多次受到重伤，当时被怀疑是因脑部受损而引起幻觉状态。但是，随后仔细检查也没有得到任何结果，所以医生就把他诊断为精神分裂症。不过，在第八次的住院中，详细调查了病历，加上现状观察，诊断结果是法国学派所说的慢性幻觉性精神病。

绘画作品三：少女（图 3-2）

患者画了一个可爱的少女。眼睛大而有神，嘴唇紧闭，头上系着粉红色的丝带，白色的衣领上绣着花边。衣服上的花纹和金鱼图案画得细致而美丽。

看了这幅可爱少女的绘画作品以后，我惊讶无语，简直怀疑是否真是这名患者的作品。

"你为什么要画这幅画?""昨天，我的病友的妻子和女儿来医院探访，那个小女孩非常可爱，我就把她画在笔记本里了。"他拿出了一本黑色的小笔记本，里面有出色的素描。他非常感激地说："没想到在医院里还可以画画。"难怪会这么说，在他的病历上记载着想当画家的梦想。"50岁的新手，我要从零开始学画画"的语句，令人印象深刻。

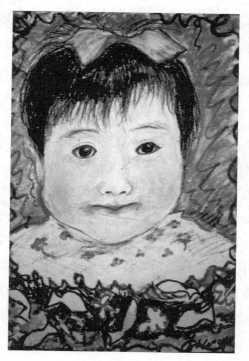

图 3-2　少女

绘画作品四之描述分析：潺潺小溪

画纸的右上角到左下角的对角线位置画上了几条流水，涂上了彩虹般的艳丽的颜色。在画纸的右下角的三角形的空间里写道："独自走在通往小溪方向的小道上。有个人始终朝着小溪，朝着小溪在前进。"（由于无法找到原作品，因此这里只做文字性描述。）

这是发生在前一幅作品隔周后的事情。"这是什么?""画的是我的朋友，你看看这个。"他边说边从口袋里拿出一张剪报，是从报纸中的专栏"人"里剪下来的，说的是 B 先生将在 A 县美术馆举办个展的消息。"他是谁?"夜叉次郎略微自嘲地说:"是我小学一年级的同学，如今他成了名人，在报刊上也有名字。我呢，还住在精神病医院里。"在我们俩快要结束对话的时候，他说想和这个朋友见见面，让我务必写封信给他。当时的我答应了他，不料在向医务主任汇报后却被指责了一顿，说那是常见的夸大妄想之类的症状，说我的判断太为草率。没有料到，结果隔周来医院探望的居然是 B 先生本人，他们俩从小学毕业至今时隔将近四十年。B 先生当时的话语让人印象深刻:"在小学，我们俩都喜欢画画，他（指患者）要比我画得好。"

案例三:第三组　精神分裂症（混乱型）　Ｋ·Ｍ（专听彻男）　25 岁

专听彻男君在病房中并不起眼，他在第一组的筛选中落在了第六名，被淘汰在治疗对象以外。虽然这么说，但患者本人并不知道。当专听彻男君从护理人员口中得知可以绘画，便立即要求:"如果可以画画，务必也让我参加。"我没想到专听彻男君会那么积极，于是特地跑到病房里去找他。他低着头老实地说道:"医生拜托您了。如果可以，就让我也参加吧。"我问了急切希望参加的理由。他说，他曾经就读于美术工艺高中，很喜欢画画。不料在毕业前发病，不得不在第三年中途退学了。于是，我想如果真是那样，就让他参加吧（幸好自由抽签时他也被选中了）。

绘画作品五:倾听幻听（图 3-3）

整个画面是一个朝左的侧面。头发部分呈现出五层黑白相间的旋涡。左手遮住耳朵。五个手指非常漂亮。眼睛是闭上了的吗? 好像没有眼睛。作品背景很美，用显眼的粉色统一了色调。作品整体感强，犹如一张海报。

不愧曾经就读于美术学校，构图细致、色彩鲜艳。看到作品，我立即联想到了幻听。于是毫不迟疑地问起了他。

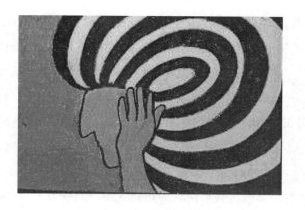

图 3 - 3　倾听幻听

　　"你能够听到声音吗?""是的，能听到，我一直在专心地倾听。""你是在担心什么?""不担心，我觉得声音可以指引我的方向。""那是什么意思?""因为那些声音对我很有帮助。""比如说?""比如，今天不要出去，好好坐在这里。或者是少吃一点饭，多吃一点零食等等。""原来是这样。那后来呢?""我听到这些声音，都会照着去做。那样，每件事会很顺利地完成。所以，我总是安安静静地在倾听幻听。"

　　在不少书中记载到，幻听多半是由内心不安所引起，所以治疗重点应当尽快解除患者不安的情绪。说实话，这倒是一个意外的见解。确实，在日常的临床治疗中，也能够多少遇到一些讲述个人内心不安的患者。

　　绘画作品六：正面的自画像

　　一周之后，K·M画的还是上次那个男生。不过这次脸朝着正面，头发掩盖在左半边，只能看到右眼。颜色与上次几乎相同，酝酿出美丽的色调。

　　"这是谁?""这也是我，在专心地听声音。""最近有什么有意思的事吗?""有。我听到自己交上了朋友，以后要和他好好相处。""哦，那个朋友到底是谁?""我想应该就是医生你吧。""这是什么意思?""我没有想到其他人，而且……""而且什么?""你是唯一一个能认同和理解我按照'倾听幻听行动'的人……""什么意思?""至今为止，没有一个医生说可以相信幻听。他们都希望我回到原来的自我。""他们这么说也没关系啊。""是的。可是，我相信耳朵里传来的声音。""什么意思?"

"如果他们真的都是在为我着想，那就应该给我一些有用的建议吧。""不过，上周我也没有给你很好的建议啊。""还是那样比较好，只是听着我说话。""是的。我只是在默默地聆听……""因为你那样做，就好像是声音在对我诉说。""什么意思?""只有那样，我才不会有压力，不会受到任何的管制或者要我如何去改变，我只是自然地在遵从自己……""是啊。那样不是最好吗?""是的。所以我才会一直倾听幻听。"

我们俩的对话简直会被误认为是禅式的一问一答。那一幅绘画的确简单扼要地表达出了某些真相，看了心情舒畅。作品中的人物表情丝毫没有显现出不安的神色。无论是自画像还是患者本人，都是同一个模样。睁开右眼或许是一个好的迹象。按照 Grünwald 的假设①的观点来说，右侧不正是代表了面对现实世界的方向吗?

表达性心理治疗：徘徊于心灵和精神之间

———————————

① 这里指在 Grünwald 的"空间象征图式"中对"上下左右"四个不同方向区域的理解，比如，左边表示过去、内向、母性，右边表示未来、外向、父性，上边表示精神或意识，下边表示物质或无意识。——译者注

第四章 绘画疗法（二）：绘画治疗的开展过程

紧接着前一章，笔者在本章中继续论述徘徊于心灵和精神之间的、实施绘画治疗的过程。换言之，绘画治疗也是走进位于精神科临床和心理临床的中间位置的"意象领域"的一种技法。

绘画治疗的开展

人，自出生以来，在日常交往中不断地搭建彼此间的桥梁。其中包括人与人、人与物。随之，他们被逐渐归纳于自己日常的生活世界中（省略）。这些桥梁不仅连接外在的人与物，同时，也是一条自我理解的途径。从中发现自我，确立和完善自我。（日本美智子皇后：《架桥》，4页，末森书籍，1998）

案例四：第三组 非精神病例 L·I（背负重担男） 23岁

笔者当时采用"集体绘画·个别面谈"的形式实施绘画疗法，而这一名患者没有被列入名单，是因为他是中途参加的。要说背负重担男为何是中途参加，我依然记忆犹新。他是由我诊断并判断需要住院治疗的第一个病人，而前面提到的患者都是我去医院前就已经住院了的。所以，对于他们，我没有什么特别的责任。也就是说，我和他们的见面是由上级安排的。

可以说，背负重担男随后成为笔者治疗生涯中一个始终难以忘记的个案。那一天，我在医院值夜班，过了十二点，刚想打个盹，不料传来医护人员的尖叫声。我吓了一跳，立即奔到医疗室。背负重担男从鼻子到头顶都发出带有异臭的白烟，再仔细一看，他的双手肿成绿灰色，犹如戴上了一副手套。从怪异的气味和双手的颜色中，我立即判断这是由某种酸性物质引起的。于是立即带他到浴室，先用氨水中和应急，然后用清水持续冲洗驱除异味，再把他带回到了治疗室。

我问背负重担男怎么会变成那样。他说是把双手一同伸到了甚至连金子都能溶化的、稀释后的硫硝混合液体中。患者本人说不上那是不是幻觉或妄想导致的结果，据说原先计划将溶液浇在头上准备自杀，结果连自己也被怪异的气味和变色的双手吓到，急忙叫了救护车。

背负重担男从住院开始到脱离急性精神病状态，前后两个月间始终住在急性病房。以后幻觉妄想症状渐渐减弱，回到了笔者所属的"重返社会病栋"。当时他的双手留下的痕迹奇迹般地只是轻度烧伤，似乎溶液比想象的稀薄。当背负重担男出现在笔者面前时，他是一个让人有好感的年轻人，说希望加入绘画小组，所以作为候补，被我安排在了第三组。

绘画作品七：被践踏的自由（图 4–1）

先请看一下以下的作品。

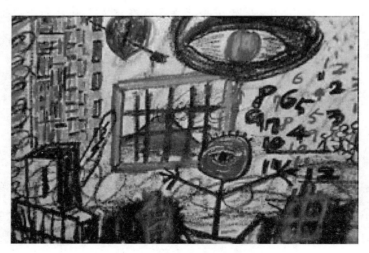

图 4–1　被践踏的自由

画纸的右上方有一个醒目的大眼睛。有一个火柴棒似的小人高举双手，他被众多在空中乱舞的数字追赶不停。左上方有一颗被快箭射穿了的心。左下方有一个类似墓碑的石塔。中央的格子后面可以看到一座高山，冒出了清烟。再仔细观察可以发现奔跑不停的小人们的脚底上有"自由"两个字。

背负重担男发自内心似的说道："我得了这种病，一切都泡汤了。和喜欢的人关系不和，怎么也找不到自己到底想要做什么，时间倒是在不停流逝……一转眼，我也快要躺入棺材了……"然而我对他却这么说："不过，看了这个作品，践踏自由的人可不是其他任何人，是你自己啊。不是陌生人，你自己……"他听了后轻声地应答道："是的。践踏自由的人好像是我自己。难道是我自己那么随便地在践踏自由吗？如果我能起死回生的话，那么，自己也可以再自由地选择一次吧。"应该说，也正是在那时，背负重担男是真正遭遇到了内心深处的灵魂。

绘画作品八之描述分析：空中的两张嘴

这是数周以后的一幅作品（由于无法找到原作品，这里只对画面做一描述）。

左侧有书架，中间有窗，右侧是在挂有绘画框架的房间里，面对面地放了两把椅子。在椅子的上方画了两张嘴，似乎在对话。

背负重担男自那以后，每一次都热衷于画画，大部分作品让人印象深刻。笔者对这幅作品的印象尤为至深。说不上我个人的猜测是否正确，对于患者本人来说，也许实际存在的东西只有嘴巴。或许他并没有意识到肢体各部位的存在，或者也可以说，我们俩的对话，对他来说也只是嘴巴在空中飞舞。当时笔者对于这些假设，不断思考。如今我在撰写此稿，与当时的假设保持一定的距离，冷静思考的话，也许这样的理解会更加接近于真相。也就是说，在互对的两张椅子上，两张嘴巴正在互相交谈。从画面整体来看，与其说是在医院，不如说是在能够让人感觉轻松自在的家里。对于背负重担男来说，或许他是第一次经历和我"面对面沟通"。这其实也反映了当时从原本的"非现实状态"转变成随后的"现实状态"的一个迹象。

绘画作品九：少女与魔女（图4-2）

某一天，背负重担男画了一幅令人疑惑不解的作品。

画纸上半部分是清纯的少女，下半部分是邪恶的魔女。两者间以颈相连。

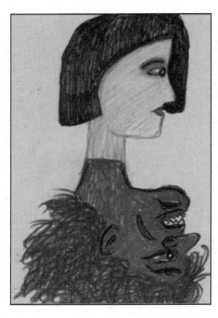

图 4-2　少女与魔女

对于这幅作品，他这样解释道："医生，我感到奇怪，内心烦恼的事有很多。比如，就像我现在画的这幅画一样。当我想到某件事情时，大脑就会出现两种完全不同的想法，然后就很困惑。我究竟选哪一个？到底怎么办才好？要说两个完全相反的念头，一个简直可以说是清纯少女的心，是在认真地思考。而另外一个则像是一个魔女，内心邪恶而不可原谅。"我一边听他的诉说，一边脑海中自然浮现出了弗洛伊德或是布洛伊尔在精神病治疗中的一个非常重要的概念"矛盾情感"。背负重担男述说的话语和绘画的作品，必定是那个概念的如实写照。

绘画作品十：背负重担艰难爬坡的男子和山顶上的光头怪物（图 4-3）

这是背负重担男出院的前一天的作品。也就是说，这是他住院时绘制的十多幅作品中的最后一幅。

画面中从右下方朝左上角的方向，是一个斜面的山坡。斜坡两旁树木成林。路面当中有大大小小的石头。路上有一位身穿短裤长靴的男子，正背着比自己体重还沉的行李在爬山。对面看起来是山顶。有一个光头怪物高举双手，摆出威吓的姿态，挡住了道路。

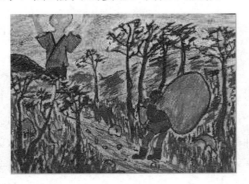

图4-3　背负重担爬坡的男子和山顶上的光头怪物

背负重担男本人已经完全没有了幻觉与妄想，是一个彬彬有礼的好青年。他的神情略显紧张，目光炯炯有神，肌肤中也出现了光泽。他斩钉截铁地说道："明天出院以后，我还是回到原来的工作岗位，从零开始好好努力。"但是，说出的话语和眼前的作品却是那么不同。我心感疑惑地问起了他："你那么说，这张画到底是……？""医生，这次住院，我是第一次又想这又想那的……我真的考虑得很深。都说人人平等，事实上并不是那回事吧。医生，你也许是一帆风顺，在社会中丝毫没有阻力，顺利地走了过来。看我，真的是完全相反。从出生那天开始，我就背着比自己还重的行李。还有，无论哪条路，都是那么险峻，走得太辛苦了。你看，眼看快要到山顶了，还要被光头怪物等意想不到的东西阻拦，我至今为止的努力简直是徒劳无益。世上哪有那么不公平的事啊?!"

"从你的角度考虑，也许可以说，这些都是事实。我是一个医生。但是，我也没有一帆风顺啊……（我对他简单讲述了个人幼小时期的一些经历，在此省略。）不过，我非常理解你说的山顶上的光头怪物（或许可以说是他个人的疾病）。在我看来，与其说是你个人的责任，不如说很有可能都是那些周围完全难以预料的事情所导致的结果，使得你至今为止的努力得不到回报，反而还要受到艰辛折磨。我并不认为这些都是偶然发生的事，应该有合理的方式去处理。只是在事发之前，有时是你自己去勉强实行，有时是连你自己都还没注意到就打击到了你。"

在这段对话之后，我让他用自己的语言来表达出相关的一些事情。对于那些，我还和他讨论了今后如何去处理。

案例五：第二组　性变态（暴露狂）　L·E（借虎威男）36 岁

这是一名由公司上司带到医院来的中年男性患者。住院治疗的原因是："借虎威男在公司午休时常去女性员工休息处，当着众多女性的面脱下内裤，这种举止让女性员工们困惑不已，她们一致认为要好好想些办法，解决他的恶习。"从现行的规定来说，只是公司上司单方要求员工来医院治疗，是不太可能的事情，不过在当年还比较常见。借虎威男貌似老实人，但是，一提到有关性的话题就显得有点异常，难怪周围的护理人员对他很反感。

绘画作品十一：猛虎咆哮图（图 4 - 4）

借虎威男始终阅读报刊周日版，然后精心绘画作品。就技巧而言，可以和前一章个案二中的夜叉次郎不分胜负。可以说，他们都是属于"善于作画的人"。有所不同的是，夜叉次郎只是独自一人在病房中画画，而他却是特别喜欢炫耀自己的作品。通常，病房里的其他患者都会称赞他："你画得真好，太棒了。"于是，他就显露出得意扬扬的神色。

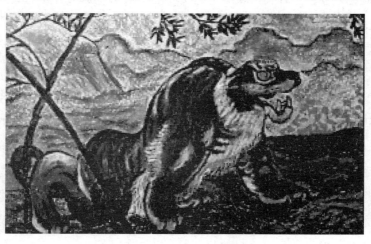

图 4 - 4　猛虎咆哮图

借虎威男的首次作品画的就是老虎。我不太清楚详情，应该就是这幅可以称作《猛虎咆哮图》的作品吧（若知详情者请告知）。据他本人所说，是看着报刊周日版中的图片绘制的。

咆哮如雷的猛虎前脚张开，后脚半蹲，看似立即扑过来的姿态。四周是雄伟的高山和青竹林。整个作品宛如一幅名画。对于作品的解释，在此给予省略。这是借虎威男临摹报纸的作品，又是用粉笔绘制的，所以非常出色。

"你画的是什么？""都是报纸上的……""你以前学过画画？""没有。个人喜欢，平时描描画画吧。""即使那样，你的水平也很不错啊。""是吗？医生，你那么一说……""那我就直截了当地问了，你那么有才能，为什么要做那些让女性职员们困惑的事？""……""你是不是对自己没有自信？""我已经到了这把年纪，都还没有好好跟女孩子说过话……""你是害怕女孩？""不。那倒不是，只是不知道见到她们怎么办才好……""你是想有机会？""……""光看这幅画，不觉得那是真正的你……""是，我也觉得是借来的……"

笔者看到这幅作品，立即联想到了狐假虎威的故事。但是我认为，只要他每个星期在病房里的众人面前画画，从中得到满足，形成优越感的话，那也足够可以增强他个人的信心了。

绘画作品十二：结束修行的高野山和尚（图 4-5）

这幅作品是借虎威男在住院期间创作的十多幅作品中的最后一幅，也是出院前画的，是临摹了周日报刊中结束修行的高野山和尚的图。他给我看的是报纸上的彩照的印刷品，不是绘画作品。

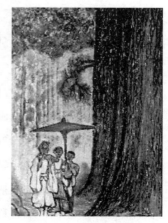

图 4-5　结束修行的高野山和尚

这次作品是竖着的。右边耸立着三棵看似千年的古树，背景飘起了浓雾。树下年轻的和尚吹着法螺，正要下山。一身白色装扮，打着红色雨伞的人，站在和尚的身边。这次，他没有向别人借皮毛，也没有借用毛衣。年轻和尚的装扮简洁清爽。大树树纹和上方的枝叶呈现出沉稳的姿态。

"确实是看了内心稳定，一张出色的图画啊。""谢谢。""你以前去过高野山？""没有，我没去过。""那这篇报道消息是？""那是不久前的照片，我把它剪了下来，一直保存着。""你是准备在出院前画的？""也可以那么说。""你画了这张图，心情怎么样？""说实话，能来这里太好了。以前我一直想，自己怎么可能住到精神病医院？想想就可怕。不过，对我来说，这真可以说是一种修行。""看你满意地作画，怎么也说不上是在修行啊……""大家都赞赏我有这么好的才能，我对画画也增添了不少信心。""这确实很不错。""是的。""那么，那个呢？""我还没有真正的自信。不过，我想做我自己。""是啊，那就最好。""是的。""还没有自己的风格，只要能像自己就很不错了……""对的。"

确实，借虎威男穿着打扮变得干净整洁，病房里的护理人员对他的看法也都有了改变。前一章中的夜叉次郎花了一年多时间得到了周围的医护人员的认可，而借虎威男只花了三个月。或许是笔者的心理作用，他似乎更有了男子汉气概。当然，我并不认为在如此短暂的期限内可以改变他的性变态。但是，显然可以得知他本人的态度已和以往截然不同，所以判断同意出院。出院以后，我也没有他的任何消息，只能祝愿他安稳地度过平凡的每一天。

对"集体绘画·个别面谈"的绘画治疗结果的分析

笔者对实施将近十个月的绘画治疗的细节给予了省略，或许有点不合理。以下，对实施的绘画治疗的结果进行分析。

在这两章中，我首先列举了在男性病房中实施的绘画治疗中的五个个案。他们分别是：以语言沟通能力欠缺为特点的第一组中的精神分裂症患者；由护理人员投票挑选出来的第二组中的慢性幻觉精神病患者和性变态患者各一名；个人积极主动提出希望参加绘画的第三组中的精神分裂症患者和非精神病例各一名。所以，总共是记录了五名患者的具体

表达性心理治疗：徘徊于心灵和精神之间

情况。

在此，我想对他们实施的绘画治疗的结果做一个总结。

第一组和第二组中的患者在接受绘画治疗三个月后，看似病情有了恶化。也就是说，第一组中他们有的病症复发，越发严重；第二组是更加我行我素或者说是自我中心意识更强。以护理人员的眼光来看，当然是行为变得越来越恶劣。相比之下，第三组中的患者没有太大的变化。

遇到这种情形，当时我就和医护人员共同探讨"病情恶化究竟意味着何种含义"。我认为："即使病情得到完全控制，那也并不是一件好事。"换言之，"病情恶化"也是在"变化"。如果想要完全愈合，那就不得不卸下长久以来不变的模式，无论如何都会出现很多看起来变坏的倾向。同时，其实那也隐藏了即将改变的可能性。我向医护人员们如此阐述了个人的观点，希望他们务必耐心地守护在患者们的身边。

大约过了十个月。第一组中有两名、第二组中有四名、第三组中有一名，患者们的症状明显有了改变。此外，第一组中有一名、第二组三名、第三组一名，他们的病情也已经有所好转，恢复到可以出院了。这里的绘画治疗当然不是在人为控制之下实施的。大部分的患者同时服用着抗精神病药物。所以，我这里提到的结果不能被单一地看作都是绘画疗法的功效。阐述了这个大前提，随后，我们再往下探讨。

首先，我可以断言，绘画疗法本身是一种有效的治疗方法。它对于语言沟通上存在缺陷的患者，或者是在医疗护理上有困难的患者来说，尤为适合。也就是说，比起精神疾病本身，绘画疗法对病房中那些因人际关系难以处理而导致精神功能症的患者，或者是人格障碍之类的人际关系障碍患者最为有效。

此外，对于"擅长绘画"或者是"把绘画当成防卫道具"的患者来说，绘画疗法也可以说是和他们沟通交流的一种好方法。不过，那也许"还是很难说是真正地在治疗"。当然，这些患者除了期待绘画的过程以外，如果他们内心有所困惑，感到烦恼需要表达的话，那么绘画疗法也可以说是一种治疗的方法。但是，在如今实施的集体绘画的形式中，还无法达到那种目的。

据笔者所知，最早把绘画看成一种心理治疗方法的是荣格。荣格曾经提到在和弗洛伊德分道扬镳后，精神上陷入了严重的低谷。（本文不具体谈论荣格的病症。至今以来，通常人们都认为荣格的病态属于精神分裂症范围内。不过对于这种观点，笔者持有不同的看法①。）为了走出低谷，荣格本人积极地绘制图画，无意间作品中出现了曼荼罗的图形。此外，在荣格实施个人治疗的过程中，也有个别患者经历了同样的体验。笔者当时的印象是这种图形是在这些患者和荣格分开以后独自创作的（我在很久以后才阅读到荣格提及的相关文献）。

表
达
性
心
理
治
疗
：

徘
徊
于
心
灵
和
精
神
之
间

① 关于荣格病状的判断，艾伦伯格（H. F. Ellenberger）提到这是"创造的疾病"，温尼科特（D. W. Winnicott）等人则认为这属于"精神分裂症范畴"。但是笔者的观点略有不同。我认为很有可能是松迪（L. Szondi）强调的，是在冲动病理学的诊断范围中有关"e圈"的问题。至于具体的个人见解，我已经在2003年4月第五十届病理学会大会（冲绳）上发表，如今收录在我个人的著作集第六卷《灵魂的显现》（岩崎学术出版社，2004）中。

第五章 "闭关成型论"(一):理论阐述

与前一章的内容完全不同,我想在本章中阐述一些理论上的见解。首先,我和大家介绍笔者独创的"闭关成型论"。

要说为何想特地介绍,是因为在我执教的京都大学的研究生们的案例研讨会中,他们中有很多人对我早期以及中期阶段主张的理论观点根本不了解,包括"闭关成型论""自闭症治疗论"等等。所以,我得知现状后,就不得不考虑要略微仔细地记述那些个人在理论上的观点。

关于"闭关"这个用语

每个人心中都拥有一颗闪亮的星星,只是因人而异,各不相同。对一名旅行者来说,星星或许是一个指南针,而用其他任何人的眼光来看,那也许只是微弱的光点,毫无意义。对学者来说星星是一个研究课题,当我问起身边的一位实业家,他却说那是一种财富。星星本身当然没有丝毫意见。你,应该是你自己。要和周围的人拥有一颗不同的星星……(摘自《小王子》,圣·埃克苏佩里著,内藤泽译,笔者补充)

我想在以下的篇幅中介绍个人独创的"闭关成型论"。对于这个观点,笔者起初就把它命名为"闭关成型论"(The Theory of Seclusion)①。

---

① 这是作者早在 1978 年独创的理论观点,从日语直译为"内闭论"。其本人在书中强调,"内闭"区别于"自闭",它包括拒学症、青春期内闭(juvenile seclusion)。同样是汉字,译者认为日语中的"内闭"更加接近于汉语中的"闭关"。此外,作者也阐述了患者们是通过自身的"窗口",回到了原来的自我。由此,结合到汉语独特的表达方式,我把"内闭论"翻译成"闭关成型论"。——译者注

在前面的章节中我也提到，曾经与荻野教授共同执笔了《人间学的精神疗法》，那是我的第一本书籍。在随后的一年里，笔者个人执笔的处女之作《孩子的心灵》（中公新书，1978）[1] 出版发行了。与此同时，可以说是在本领域中的又一次独创，是与中井久夫先生共同编辑了《青春期的精神病理与治疗》（岩崎学术出版社 1978）一书，其中记载了"闭关成型论"，那应该说是首次发表。

当时，无论是在临床心理学还是精神医学领域的大会中，特别是在探讨儿童青少年期的课题时，"学校恐惧症""拒绝上学"，也就是如今熟悉的"拒学症"儿童的状况和治疗都引起了关注。在如此的环境背景中，由佐藤修策撰写的《拒绝上学的孩子》（国土社，1968）一书尤为显眼。这本书从记述儿童们的实情出发，到病理分析，再探讨如何治疗等，本人也觉得的确是一本好书。

但是，笔者的"闭关成型论"与那个观点的背景截然不同。也许自己强调有点怪异，其实，我的观点的确是一种新颖的治疗理论。特别是围绕"自闭症儿童的治疗"，当时日本儿童青少年精神医学会等组织，毫无顾忌地把它单一地归咎于母亲。这是不合理的。由此，笔者本人也是被莫名抹杀。就在如此极不合理的学术环境中，所有的理论设想都被置之不理。这种恶劣的风气，如今依然留有痕迹。比如，从佐藤修策先生的作品《拒绝登校手册》（北大路书房，1996）中也能清楚地看到这一点。其实，在这本书的第 76 页，由笔者独创的"闭关"[2] 这个用语被引用了。用语本身出自笔者，想法也是我个人构思的，但是撰写的手法却会令读者误认为是佐藤氏的想法，笔者的名字毫无提及，我不得不说这是学术研究中极其可悲，决不能容忍的一个事实。

---

① 最新中译本（穆旭明译，2017）已由世界图书出版公司出版。——译者注

② "闭关"这个用语，最早是京都大学的著名精神病学家村上仁教授的译语。村上先生是从布洛伊勒（Bleuler E，1911）提出的 Schizophrenie（精神分裂症）中的核心症状 Autismus 中得到启发的。在我记忆中，它是由明科夫斯基（E. Minkowski）澄清，随后在日本开始得到运用的。当时有关精神分裂症的理论及治疗都以此为核心用语。但是，笔者提出的"闭关成型论"中的"闭关"一词，它的用法只限定于"神经症水准上的症状"，并明确区别于通常理解的"精神病水准上"的"自闭"。

"闭关成型论"的缘由

笔者最早接触到这类患者是在 1967 年。如今的拒学症,记得当时被称作"学校恐惧症"。我最初遇到的小学低年级的个案是被记载在《孩子的心灵》中的小红帽庭子。高中生的个案则是同一书第八章中的通信茧子。在完全同一个时期遇到的男孩龙史郎,是我在《青春期的精神病理与治疗》一书中发表的有关"青春期闭关"的首例个案。

就在那个时期,我同时也遇到了其他几个拒学症的患者。和他们接触以后,我发现他们除了都具有"不去学校""整天闭守在家里"的症状水准上的特点以外,还"各自对某一个物体或者是某一件事情非常认真执着"。

龙史郎是个小书迷,爱看历史书。说到其他个案,有的喜欢做模型,有的喜欢音乐,有的喜好钓鱼,还有的喜欢摄影。他们每一个人的兴趣爱好各不相同,但是对某一件具体的事情都显得热心专注。

我把他们各自所专心致志面对的事物这一对象称作"窗口",它不是从英语"window"翻译而来,确切地说应该是"channel"。换言之,如果用日语表达的话,是连接他们内心深处的"窗口"①。当然,要说这个用语本身在英语中的意思,是"水路""海峡",还有电视"频道"的意思。我用这个词语,真正用意与其说在词语本身,不如说是在给它赋予一种象征性的意义。

我举一个龙史郎的案例来解释。记得当时"世界历史系列图书"全册十本恰好出版。对从第一册《古代文明的起源》中的"阿尔达米拉洞窟"到最后一册《二十世纪的世界》(当时还没有到达二十一世纪)里的内容,我特地有意识地和龙史郎讨论当中他个人感兴趣的部分。果然,只要围绕那个话题,原本什么都不想动手的他,最终还是回到了

---

① "窗口"在日语中叫"窓"(mado),所以"窗口论"用日语也叫"窓論"(mador-on)。——译者注

学校。

　　为了避免理解上的误会，在此我想强调以下一点。我个人的治疗目标，并不是通常的心理治疗师们所考虑的让儿童患者"返回原来的学校"。从小红帽庭子和龙史郎这两个案例的结果来说，确实他们最后是返回了学校。在通信茧子的个案中，茧子本人没有升学，她选择从一年级开始重新就读。此外，放弃高中升学"踏上社会"的个案也不少。（比如有的当上木匠，有的就职于制造日本纸的公司，还有的是拜师于职业手工艺人，作为弟子开始修炼。）总之，无论是独自踏上社会的，还是通过考试进入大学的，每一名患者都有各自不同的发展去向，所有一切都是他们本人积极选择的结果，绝不是心理治疗师事先设定的目标路途。

"闭关"与"锁国"的理论

　　笔者的治疗理论主张默默守护在患者的"闭关现状"之中，通过各自独特的窗口与他们紧密地沟通，只是安静地等待他们内心的成熟。也就是说，每一位患者都有各自的理由（有的是显而易见的外部因素，也有的则是自身内在的复杂的因素等等，我们在此先不提及具体原因）导致了他们如今的内心的不成熟。即使是对一般孩子来说极其普通的"上学行为"，他们似乎也都要花费很大的精力，有的甚至依然去不了学校，想去也动不了身等等。作为一名心理治疗师，应该是好好地守护在他们身边，始终保持那种姿态，等待他们内心世界的成熟（我们可以将此比喻为化茧成蝶的略微漫长的一个过程）。当时机成熟，蝴蝶自然会破茧而出。事实上，通信茧子的个案就是一个很好的例子。茧子本人恢复健康后，和校长进行了一场激烈的斗争。"学校难道不是传授知识，最终给予毕业的地方吗？我至今为止还没有学到什么东西，什么升学啊毕业啊，对于我来说根本没用，我要从一年级开始读。"茧子本人就是那样要求校方的。

　　接着，我想对"闭关"和"窗口"两个概念做一点解释。说到"锁

表
达
性
心
理
治
疗
：
徘
徊
于
心
灵
和
精
神
之
间

国"，笔者的脑海中立即联想到江户时代的政府在外交方面实施的"锁国政策"。当时唯一得到批准能对外交涉的只有长崎县的"出岛"。我所使用的"闭关"（seclusion）一词，其实，它在历史学中也有"锁国"的意思。"出岛"无疑是通向国外的唯一的"窗口"，日本是通过它和外国进行了沟通。当时的荷兰文化、医学、陶瓷器具乃至全新的思想学识都是通过那个窗口流传到了日本。

提到"锁国"，如果从明治维新时代的明治新政府的立场出发，虽然锁国导致了落后于西方国家近一百年，并被作为一种"恶劣政策"不断遭到批判，但是反之，当我们思考本国的"国家"乃至"文化"时，不管怎么说，也正是江户时代实行了锁国政策，才促使内政得到安定，文化变得日趋成熟。如今，我们国家向世界各国传递出的"日本文化"，也就是说所谓的"日本纯文化"都是在那个时代得以成熟的。对于这一点，众人是无可非议的吧。除了当时的古九烧（那是伪装成荷兰人的德国人研制的陶瓷工艺制品）以外，我们本国的伊万里烧、志野烧等也都可以归类于日本传统文化成熟中的作品。此外，我们国家独创的"浮世绘版画"，随后也不是得到了法国等地的画家们，特别是凡·高等印象派画家赞不绝口的评价吗？

也就是说，如果我们把"日本"这个"国家"或者"日本文化"考虑成一个"人格"的话，那么我刚才的推理就能被极其容易地联想到。也就是说，"锁国"和"闭关"、"出岛"和"窗口"，一方面可以从"国家"的层面考虑，另一方面则也可表示"拒绝上学孩子"的一种人格。两者都是从未成熟的状态开始，经过了"seclusion"（锁国/闭关）的阶段，通过作为"出岛"的"窗口"，循序渐进地最终在内部都得到了成熟。对于这一种演变的步骤，我们都应该能够理解吧。

闭关神经症的内涵

关于闭关神经症呈现出的具体特征，如果从儿童青少年们的性格倾向、人格特征乃至症状中列举，大致有以下六点。

（1）逼迫上学（obsession to go to shool）。

（2）闭关在家（seclusion or withdrawal）。

（3）性同一性扩散（sexual identity difusion）。

（4）事前思考的方式（thinking things in advance）。

（5）超强自尊心（over-valued self esteem）。

（6）局限死守某个爱好（limited interest，especially in byway）。

首先，逼迫上学呈现出"不得不去上学，但又无论如何也去不了"的特征。患者内心本身被逼迫性地持有"上学"的念头。这种念头不是通常所说的"恐惧"，也不是意识水准上的"拒绝"，当然更不是悠然自得的"不去"，显然是在症状初发阶段显示出"被逼迫"的情形。对于始终拒绝上学、不去上学的状态，在家人给予宽容的态度或者是暂且不管、没有给当事人上学的压力的情况下，当事人被逼迫上学的念头确实会有所轻缓，但是从而就逐渐转变成理所当然地不去学校。如果持有逼迫上学的念头，再加上家人有意或无意间给予当事人上学压力的话，儿童患者就会实施暴力，还会采用极其粗暴的言行做出强力抵抗。

接着是闭关在家。在前一项的解释中提到，当家人不给儿童患者上学压力，而患者本身又显示出不去学校是理所当然之事的状态时，通常，他们是不愿意外出的，只是待在家里。有的儿童患者持续几个月，有的甚至长达几年。虽然那样，但是，他们不会出现精神病水准上的某些症状，类似于幻觉妄想、现实探讨能力下降、自我概念模糊等等。对于精神分裂症初期阶段常见的状态，比如，对自我受害的担心，或者是对自己的穿着打扮毫无兴趣，甚至出现乱七八糟的想法、始终持有猜疑怪异的眼神避开周围人等等的状态不会出现。但是，最为明显的是他们"日夜颠倒"的习性，通常白天大睡，晚上却是精神最佳。

第三特征是性同一性扩散。现在回想起来，在我治疗接触的个案中，并没有达到在性同一性障碍水准上的具体的案例。当时遇到的儿童如果是男孩，多数是性格如同女孩般温柔。与笠原嘉先生强调的将自己

表达性心理治疗：徘徊于心灵和精神之间

的意见强加于别人、在竞争中硬想取胜等等特性恰恰相反，在他们中间则是出现避开优胜劣汰的倾向。具体地说，就是男孩会主动从竞争激烈的学校环境中退出，与此相反，女孩的话，通常会说"我想变成男孩""女人太吃亏了"。她们中有不少在学习剑道空手道、饲养宠物狗、骑马闲逛。显然活动类型的女孩比较常见，所以才会如此说。

第四项是事前思考的方式。年轻的患者们通常都用中老年人的口气或者是简直犹如看透人生似的语气在表达。比如，"好好学习，考上高中，升入大学，像爸爸那样在大公司就职，如果是过那样的生活，那我现在就放弃。早知道那样没有意思，我现在就要着手自己喜欢的钓鱼，悠闲自在地度过人生""人生如果是朝着死亡行走，那我想做了喜欢的事以后再死"等等。这类患者都会如此讲述，就像在预测未来。如果把这些倾向与木村敏先生提倡的、在精神分裂症范畴内称作"ante festum"（包括中井久夫先生强调的"微分回路型"倾向）的时间空间上的结构模式相结合的话，它们应该属于木村先生所说的"典礼过后型"（post festum）。当然，中井久夫先生强调的"微分回路型"倾向也有所见到。关于这个项目，今后还需要仔细探讨。

第五项是超强的自尊心，这是指患者们都有过高的愿望、脆弱的自我，并面临着自信的危机。与其说他们是在考虑如今所处的环境，还不如说是始终都抱有非常高的自我理想。要说持有这种倾向的理由，可以说极为多数是受到文化环境、教育环境的影响。他们本人没有付出努力，但是，结果却个个都抱有超高的梦想。

最后是局限死守某个爱好。通常在旁人看来不为看好的事情，当事人却会为在此花费大量的时间，而且做那些事情并不是出自广泛的兴趣爱好，而只是执着。然而，在父母看来，那些都是毫无意义的事。比如，制作模型、打游戏、阅读漫画、玩摇滚乐和爵士乐、唱传统歌曲、钓鱼等等，包括的范围其实很大。而且，一个人只是执着于其中的一件事情，充其量也只不过是两件。笔者对于这种看似负面的症状给予换位思考，我把它称作"窗口"，用英语说是"channel"，即通过患者们独自的窗口和他们进行内心沟通。

在治疗中展开

回忆起当年，笔者作为一名治疗师刚开始工作，时常面临这样一种不好的迹象。也就是说，对精神疾患的任何一个具体名称也好病症也罢，无论是症状学角度、诊断学角度的鉴别诊断，还是精神病理学上的推测，都有详细的记载。但是，说到治疗方法，不管治疗结果如何，都只是三言两语地写到是药物治疗或是心理治疗。由此，我也可以反问：原先详细记载病症内容，实施诊断，从病理学角度上分析探讨的目的又在何处？对于那种迹象，我始终持有不满的情绪。

关于这一点，我在独创的"闭关成型论"中也有详细记述，即努力关注患者们独自的"窗口"，通过那个窗口与他们紧密地沟通交流，最终他们的能量会不断地注入内心深处。如果在此借用荣格的话，就是"enantiodromia"（能量由内朝外的逆运转）。由此，闭关自守的外壳自然会被突破，从而形成一种全新的自我并随之走向外界。换言之，笔者的闭关成型论既内含了治疗论的精神病理机制，也是一种实践操作型的理论。我也以此独创为荣。

回顾研究的历史

在将闭关成型论向学界提出时，笔者严格按照论文投稿的要求，首先从疾病的来历，也就是说，从文献调查开始着手。我已经说过，如今称为拒学症的疾病当时叫"学校恐惧症"（school phobia）。关于学校恐惧症，以前面提到的佐藤修策氏的论文为首，几乎日本所有的相关文献都是以 A. M. Johnson（1941）等人联名执笔的"School phobia"（*American Journal of Orthopsychiatry*，Vol. 11，702-711）为主基调。但是，如果仔细阅读那篇论文就会发现，文中只是提到"所谓的"学校恐惧症，明显可以判断出那不是一篇重要文献。随后，笔者开始查阅其他资料，发现了 I. T. Broadwin（1932）的"A contribution to the study of truancy"（前面所述杂志，Vol. 2，253-259）。其中有这样的记载：

> 这类儿童通常几个月及至几年都不去上学，况且那些缺席行为非常顽固。无论何时父母当然都知道孩子在哪里，孩子也通常都会在父母身边或是在家附近。对于拒绝上学的理由，父母和学校都难以理解，孩子本人则会说"我怕去学校""老师很可怕""我也不知道为什么去不了学校"。孩子们在家看似幸福，显得若无其事，但是只要一被大人带到学校，他们就害怕至极，在学校里只要略微受到体罚，他们就立即逃跑回家。通常这种病是突发性的。一般在发病前，他们的学业和举止极其良好。

各位读者读了以后感想如何？早在1932年，对于如今我们一直在探讨的拒学症儿童就有了如此生动的描述。那么，为什么这篇文章却没有被众人所阅读？其实有一个理由。问题在于论文本身的标题。如果把原来的标题翻译成日语，即"寄付于怠学研究"。在当时说到"怠学"，一般认为有两种类型。第一种起因于家庭条件贫困，父母没有很好地理解孩子。也就是他们只是让孩子在家帮忙做家务、打杂活。第二种是孩子本身散漫，整天吃喝玩乐，就是常说的不良少年。在如此常识般的观念下，对于新出现的第三类型"怠学"，无疑大众是不会有多大兴趣的。但是，正如卡纳（Kanner L, 1943）提出自闭症的伟业那样，笔者想对以上的见解给予认可。包括笔者此观点在内，我以前讲到的个人对自闭症治疗理论的提倡，无论是在精神医学界还是临床心理学界都受到了被置之不理的对待。荣幸的是，河合隼雄先生一直对此予以关注，而中井久夫先生对于还处于早期阶段的这些理论就给予了认可。对我来说，这是不幸中的大幸。

第六章 "闭关成型论"（二）：
个案介绍

愿这叹息的风声，

愿这呻吟的芦苇，

愿你这芬芳空气发出的香味清和，

愿一切听到、看到或呼吸到的东西

都说道："他们俩曾经爱过！"

（《湖》，阿尔封斯·德·拉马丁著，见入江康夫译，《法国名诗选集》，67 页，岩波文库）①

闭关成型的个案

在本章中，我想记述笔者提出的闭关成型论的有关具体个案。在我最早撰写的有关闭关成型论的论文中，有两个典型的案例（山中，1978a）。由于已经多次提及，所以在此想介绍近来的案例。但是以下记述的案例的部分内容也已经在有关书籍中发表（山中，2000），敬请谅解。

具体案例

奈良冈拓也（假名）前来面谈时是一名 17 岁的高中生。他说："我根本不想上学，老爸整天唠唠叨叨，实在烦人。"拓也君家中一共四口

---

① 选自《法国近代名家诗选》（范希衡选译，南京大学出版社，2014）。——译者注

人：在关西地区某条商业街中经营糕点店（由父亲制作的糕点自家外卖）的父亲45岁，短期大学毕业的母亲42岁，以及19岁的大学生姐姐和他本人。店里还雇用了几名帮忙的员工。

拓也君是经营糕点店的父母的长子，家中老二，是某个有名民办高中二年级的学生。父亲早就盼望今后儿子能子承父业。当时拓也以优异的成绩考上了高中，他并不讨厌学习，只是对学校升学指导方针很不满意。在校内俱乐部活动中，拓也和伙伴们以乐器演奏为主，自主成立了小型乐队，弹奏吉他。对拓也来说，那也是他生活中最重要的一个环节。到了高二，学校开始升学指导，据说老师让他停止俱乐部活动，但是拓也本人断然拒绝，出现了似乎宁愿放弃上学，也要坚持参加乐队活动的"异常"现象。对于放弃上学，母亲始终不声不响，给予了默认，但是，拓也对持反对意见的父亲的言行很是不满，有时还动手打人，上前劝阻的母亲也会时常受到连累。就在这种情形之下，母亲把孩子带到了我的治疗室，那是第二学期的十月份。拓也君的母亲非常时尚，身穿和服，看起来很有品位，拓也君却是散漫不已。对于初次见面的我，他用藐视的眼神从头到脚看了一遍，可以感受到那是在挑衅。笔者依然如同以往，先让母亲离开治疗室在外等候，随即便开始了与拓也君的面谈。

　　笔者：……你为什么事来这里？……

　　拓也：……我怎么知道，我妈要我来的……

　　笔者：你也蛮听话的嘛。你在这里说的所有的话，我都会保密，你父母即使想知道，我也不会告诉他们。所以你想说什么，就随便说吧。

　　拓也：你那么说，那我就随便说了。要我去上学，真做不到……我有自己想做的事情……

　　笔者：上不上学，是你的自由，我不多插嘴。你说是妈妈让你去上学，那不是你的想法？

　　拓也：……我爸妈不说学校的事……叫我来这里的是我妈。老爸唠叨烦人，看到他就起火。有什么事，我一般都是叫我妈说的，老爸面前，我什么也不说，看了不顺眼，我就动手。

笔者：哦，你们父子俩很难用语言交流啊。

拓也：……很早就那样。见了上火，烦人，老爸最好马上给我消失。

笔者：原来那样，这个我们暂且不谈。你刚才说有想做的事情，想做什么？

拓也：……有两个。我想坚持自己的音乐活动，还有一个是想好好查一些资料。

笔者：音乐活动？

拓也：是的。我和几个伙伴一起成立了一个小乐队，其中有的是朋友，有的是朋友的朋友，还有的是晚上打工地方认识的人。我们也不是想攒钱，就是想弹弹自己喜欢的音乐而已……

笔者：你们弹什么乐器？

拓也：……是电子吉他。

笔者：现在的年轻人都会弹啊。

拓也：……那倒也不是。不过，我们弹的也没什么了不起的……

笔者：你喜欢什么曲子？

拓也：……平时听的是英国爵士摇滚乐队的曲子，弹的都是自己创作的……

笔者：还会自己创作，乐器又弹得自由自在，令人羡慕。

拓也：医生，没有你说得那么潇洒……

笔者：你说的英国爵士摇滚乐队叫什么？

拓也：名字叫 Gongzilla。你听过吗？

笔者：什么意思？是怪兽？

拓也：也可以勉强说是那个意思。不过，要说前面的 Gong 的意思……

笔者：让我想想……是拳击比赛里的钟的意思？就是那个敲打的大钟？

拓也：还是我告诉你吧……是 Daevid Allen 组成的爵士摇滚乐

表达性心理治疗：徘徊于心灵和精神之间

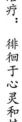

队的名字。吉他手 Steve Hillage，鼓手 Pierre Moerlen，贝司手 Mike Howlett，键盘手 Didier Malherbe，他们在 1976 年左右推出过专辑 *Shamal*。也有吉他手 Allan Holdsworth 出的名为 *Gazeuse* 的个人专辑。Gongzilla（乐队名）时期开始的专辑 *Suffer* 中吉他手是 Allan Holdsworth 和 Bon Lozaga，鼓手是 Benoit Moerlen，贝司手是 Hansford Rowe……

笔者：……? ……你说了那么多，到底是人名还是乐队名，我都分不清楚，完全跟不上你的节奏，你还了解得很详细嘛。在我听来，都是难以发音的名字，你倒区分得很清楚。……对了，下次来，你把他们的音乐录制在 CD 里，我也听听看吧。

拓也：录在 CD 里？你的意思是让我也给你做一张？好，如果你想听，那我就做好了带来。

笔者：那太好了。对了，你刚才还说要查一些资料，查什么资料？

拓也：学校的老师整天教我们考试怎样得高分。那我就问他们，学习是为了什么？他们回答我，就是让你考上好大学啊……那我又接着问，上大学是为了什么？他们就说，可以找到你喜欢的工作啊……那我不是已经有了喜欢的事吗？我喜欢自己的音乐活动……医生，我说得不对吗？……我想查的是自行车的资料……

笔者：自行车？

拓也：不是比赛用的那种。我要的是可以六段变速的，感应式自动变速的……

笔者：感应式自动变速？……什么意思？

拓也：就是根据行走路面不同，速度可以自由调节的。我有一本简单介绍的小册子。

笔者：那你下次把小册子带来给我看看吧，原来自行车还有那么多种类。

拓也：你连这个都不知道？

笔者：那当然，我也不可能什么事情都知道啊。如果你知道，那我就向你请教。

拓也：不过，医生，你不是大学老师吗？

笔者：我确实是大学老师。但是，现在这个工作，不是一般大家说的老师，叫心理治疗师，主要目的是能得到对方，现在指的就是你，得到你的完全信任，这最重要。除此之外，其他都可以说是无所谓的。

拓也：还有这种说法的医生啊。

笔者：你指的是什么意思？

拓也：我们学校的老师绝不可能这么说的。

笔者：他们怎么说？

拓也：有的老师说，你们这些孩子，要多听大人的话，要好好学习。有的老师除了上课以外，没有任何评语。还有的老师只是关心学生的成绩、统考的结果，形式上说上几句。在我看来，那些老师都缺少人情味。

笔者：是嘛。现在的老师都变得那么忙，也都是简简单单地只说那些啊。

拓也：医生，那你们那个时候，老师也是这样说的？

笔者：对啊。我们那个时候，像这样的老师还不少呢。哦，对了，时间到了。今天我们就到这里。下星期开始，你还能继续来我这里吗？

拓也：……我无所谓，要来也可以。不过，我来这里到底是干什么？

笔者：就像今天这样，随便聊聊就可以了。主导权在你那里，我没有那个权力……

拓也：哦，是这样。那好吧……

笔者：今天我们是第一次见面，叫首次面谈，星期和面谈时间都是偶然的。下次如果你再来，是星期几能来？几点来？

拓也：我随便什么时候都可以，每天都闲着。医生，你什么时候有空？

笔者：让我看一下工作笔记。星期×的×点，我有时间。你呢？

拓也：好，我也没事。

笔者：那我们就说好了，下次准时开始，面谈一共五十分钟，费用是×日元，付费处在地下室。这样可以吗？

拓也：……知道了。下回见。

笔者：再见。

就这样，我们以下一次面谈为正式治疗的开端。不可思议的是，他居然每周都准时来到治疗室。我说不可思议，是因为他一次也不出门去学校，而到我这里却是那么守约。再者，我的时间通常都是在早上，多数是在早上上班上学的时间段。所以，我们也可以清楚地知道，对于他们中的某些人，从医学生物学的角度考虑，也就是说，其实并不是在生理层面上不能外出，显然是某种原因导致了他们内心层面上难以外出的局面。

拓也君说到的音乐和自行车，就是笔者所命名的"窗口"。父母最关注孩子们在学校中的学习情况，而对于这些东西都显得毫无兴趣。对于孩子们的那些"窗口"，大人们毫不关心，相反，都把它们看成严重妨碍学习的东西。但是我认为，孩子们感兴趣的事物就是一个"窗口"，他们也正是通过这个"窗口"与社会紧密地连接在了一起。

在此，我有一个事实想解释一下。从心理治疗专家的角度来说，以上的治疗过程或许过于快速，实际的治疗不可能那么顺利。通常，把握好儿童患者的"窗口"，一般是在治疗开始两三次以后，也就是说，在建立良好的治疗关系的前提下。所以，对于这里介绍的个案，不得不说明交流的场面是经过压缩的。

案例治疗结束之后

本稿不是具体报告案例的文章，对于治疗的详细经过，我想给予省略，主要目的是详细介绍闭关成型论，所以适当地记载了相关的细节。

从首次面谈开始过了三年，拓也君和工作单位签订了正式合同，有了一份长期工作，由于工作关系，治疗改为每月一次。不过即使这样，拓也君和我也都非常珍惜面谈的机会，因为对我们双方来说，都是比较宝贵的时间。

笔者：最近一个月怎么样？

拓也：没什么变化，和以前一样。

笔者：是吗？没变化也不容易，可以说是件好事。

拓也：那倒也是。

笔者：……工作比较顺利吧？

拓也：是的，工作形式没变化，不过，内容一点点在变。

笔者：你是真的找到了一份很好的工作，很适合现在的你。

拓也：我也这样想，多亏朋友介绍。只是收入好像有点少。不过比较安定，工作内容对社会也有一点贡献吧。

笔者：那就很不错了。对了，最近有什么好事？

拓也：好事倒没有，就是上次和医生说的爱尔兰和凯尔特风，最近，我把其中的名叫 Patrick Street 的乐队的最新专辑和以前的专辑都仔细听了一遍。怎么说呢，还是觉得 Arty McGlynn（吉他手）在出道时就弹得很棒。他本来就是一个摇滚爵士乐的吉他手。既保持了爵士乐的风格，又添加了新的格调。我看了他们首张专辑中的解说，乐队成员当时各自忙碌，都是第一次见面，也没有特别的彩排，直接就录制专辑了。那样倒反而有种新鲜感，就像以前的……还有 Jabara……

笔者：你等一下，Jabara 是什么意思？

拓也：哦，那是蛇肚子的意思，像蛇肚子的形状。也就是说，手风琴等乐器上面用到了蛇肚子。

笔者：就像过去的照相机的那个样子。在爱尔兰那种国家，也有六角形的样子吧。

拓也：对，就是那个样子。其实，他们当时在美国巡回演出，正好又结识了其他的一些伙伴。比如，与擦弦乐器演奏家 Kavin

Paker 相识……

笔者：……是什么意思？

拓也：哦，那个就是小提琴。演奏的方法非常独特，就像拉弓箭似的，演奏的人可以发挥出独特的味道……

笔者：是嘛，是嘛。

拓也：他们的第二张专辑很有意思，名字就直接叫 *NO. 2*。那个旋律真是说不出的美妙，下次我也做一张 CD 带来。山中医生，给你也听听。

笔者：那太好了。音乐这东西，不听倒是真的体验不到当中的感觉啊。

拓也：这张专辑中完全没有用到……相反，他们新加了成员们的合唱，听了内心暖和……

笔者：你等一下……是什么意思？

拓也：哦，那是打击乐器的意思。地区不同，演奏时打击的方式也都不同，很奇特。

笔者：哦，是那样。

拓也：我个人倒是觉得主唱歌手发挥得很不错，太棒了。

笔者：那么可怕，还有叫《杀人之歌》的曲子。

拓也：可不是嘛，现在的爱尔兰不正是为了从英国独立展开了激烈的战斗吗？……

笔者：那倒也是，如果忘记那个，就会出差错了。专辑中也有爱尔兰战争的故事。

拓也：对，对，其实那是一个核心概念。

拓也：第三张专辑叫《爱尔兰时代》（*Irish Times*）。这是在 90 年代发表的作品。不过，即使现在听，也一点不落后。专辑开始时的曲子爆炸似的吉他声，听了反而心里非常舒服。那个曲子很潇洒，听起来声音很有味……

笔者：你说的就是夹在腋窝下的，需要摁住的那个东西吧？

拓也：对，就是那个。这是爱尔兰的特点，那和用口吹相对应吧。

笔者：两个我都听过，音调真是不可思议。

拓也：第四张专辑是 *All in Good Time*，那张专辑就是棒。听了以后就像回到了从前。所有成员都在独自演奏，听起来配合非常默契，每个成员的个性也都发挥得很好。

笔者：这应该说就是最理想的状态。

拓也：他们的下一张专辑叫……是以……为基调的。其中没有了吉他的演奏，好像有点寂寞。不过，那个部分也很不错，和我喜欢的格调稍微有点不一样。

笔者：是啊。你喜欢的是……

拓也：医生，你还记得很清楚嘛。

笔者：上次你不是那样说的？

拓也：对。我真是那样说的，因为我喜欢。对了，医生，我们可以换个话题吗？

笔者：当然可以，你说吧。

拓也：就是我女朋友的事，真的有点难说……医生，其实我以前也和你说过那件事，我真正喜欢的是 A 女孩，不过最近，她有自己想做的事，所以我们很久都没见面了。没有想到就在最近，B 女孩突然开始密切地靠近我。那个女孩与我至今为止喜欢的类型不太一样，不过，她真的很主动地在向我靠近……就那样，我们之间也不得不发生了肉体关系。但是作为我来说，那以后内心感到特别空虚，有一种不纯洁的感觉。我一想到 A 女孩，就觉得很惭愧。我和 A 女孩见面，我们从来不发生肉体关系，她非常善良，也很有女人味。不过说实话，看到她，我的性欲就会一下子高涨起来。B 女孩不像 A 那样，她并不是扭扭捏捏的那种性格，非常爽快。再说，B 女孩以前是工作单位里的偶像级人物，那个时候想靠近，也是难以接近的那种。如今时代变了，她居然会那么积极主动地来靠近我。虽然我自己是觉得有点不好意思，但是还是和她发生了肉体关系，心中总感到有点对不起 A 女孩，我也觉得这样下去很不好，

表达性心理治疗：徘徊于心灵和精神之间

我真的太累了。医生，你看我该怎么办好呢？……

　　笔者：拓也君，你也为爱在烦恼啊。真正爱的是 A 女孩，所以你觉得对她有责任感，抑制了自己的欲望，没有和她发生肉体关系。但是，B 女孩是主动积极地靠近你，当然，你也没有恶意，只是在良心上感到有点对不起 A 女孩。拓也君，你也和常人一样，应该说，那是原本的你，发自内心的烦恼吧。要回答你的疑问，并不简单。你也应该知道，就像以往一样，我这里不可能给你什么答案，应该说烦恼本身非常重要，烦恼值得重视，我相信你一定能够通过自身的力量找到答案的……

　　拓也：山中医生，我也猜到你一定会这么说。不过，在这里，我都说出了心里话，感到舒服了很多。回家以后，我还是再好好想想……

　　大家也许觉得我写到这里内容有点长了。但是通过我在此记述的面谈过程中的一个场面，我们能够清楚地看到，拓也君确实在成长。三年时间固然有点长，但是，在这三年的孵化期间里，拓也君通过自己的选择，也就是被我视为"窗口"的"音乐"，从原先喜欢的爵士摇滚乐转变成了爱尔兰风格的音乐，兴趣爱好本身也变得深奥起来。在那个过程中，原来的"未分化的攻击性倾向"转变成了"独立自主的动力"。接着，又明显开始追求与作为异性的女性的"平等的关系"，随之真正开始"烦恼"。可以说，整个过程都是拓也君个人在经历的一种成人仪式吧。

第七章　绘画疗法（三）：从涂鸦法到个人独创的 MSSM 法

前言

绘画疗法无疑是以画图为手段的一种治疗方法。但是必须考虑到，在这个世界上也有近一半的人是"讨厌画画"的。只要说到画画，他们就浑身不自在，表现出反感。

事实上，这些情绪举止并非天生，意外的是其中很多人是受到了教育环境的影响，或者有的是遭到了周围大人们无意间的指责。我举个例子。笔者有个敬重的朋友 O 先生，他和我一样，也是精神科医生。据他所说，也许是没上过幼儿园（要说实话，笔者本人也是如此，但是这不是本章的重点，给予省略①），在上小学低年级时，和同龄的小朋友一起画画。老师说："小朋友，我们来画书桌吧。"听到老师的指示，大家毫不犹豫地动起了画笔。结果，周围的同龄伙伴或许是日常生活中受到了大人的影响，个个书桌画得极其普通，唯有他画出的样子特别与众不同。按照发展心理学的见解，"儿童的作品通常不是他们看到的事物，而是大脑中想到的东西"。也就是说，六岁的他，画出的书桌像四五岁孩子的作品，是一张"朝着四周张开桌脚"的桌子。老师看到作品就指责他："你画的是什么？怎么那么糟糕？……"听到批评，他就内心发誓："……从今以后我再也不画画了。"在众人面前受到批评，感到耻辱，如今时尚的概念叫"体验了创伤"。事实上，由此他

---

① 有关作者童年时代的回忆，请阅读第十二章"难忘的人"。——译者注

就顽固地拒绝起画画了，美术工艺课的成绩也很差劲，这些我们就不多言论了。

南伯格的涂鸦法

所以说，通常有近半数的人很有可能是讨厌画画，即使谈不上讨厌，也会出现"那么麻烦"的情绪。因此，我们必须考虑，采用何种方法才能使更多的人拥有同等的绘画的机会。

出于这种观点，首先必须提到的是玛格丽特·南伯格（1966）的"涂鸦法"（Scribble）。

在南伯格的著作《动力取向的艺术疗法》中，有这样的记载。

治疗师先请患者做简单的体操，目的是让他放松肢体，随后可以自由地画画。接着告诉他，使用粉笔或者图画板的颜料在画纸上画线条，不用过多思考，只要流水似的随便画出一条连绵的线条。通常，这样呈现出的图形是不规则的，并且会有若干个交叉点。随后，治疗师让患者看一下他自己随意画出的图案，然后问他："构图也好花样也罢，你看出那像什么吗？比如，有没有像人或动物啊，或者是风景图案啊。"如果画纸摆放的方向很难让患者发挥想象的话，那就可以建议他："来，我们把画纸转一转，从另外三个角度再看看吧。"治疗师再指示患者，把含有某种意象的部分清楚地描绘出来或者加以修正，让他自由发挥。（Naumburg M，1966；这里的引用由笔者翻译）

这里的关键是涂鸦的人是患者，而并非治疗师。南伯格本人采用的是大张的图画纸以及粉笔，但是将这种方法介绍到日本的中井久夫先生并不拘泥于形式上的类同，他在著作中这样写道：

南伯格的涂鸦法的实施对象是相当早期的慢性妄想症患者。所谓涂鸦法，就是给患者图画纸和粉笔、铅笔或者是木炭，指示他不必多思考，只要随便乱画就可以了。接着，治疗师依照患者画出的线条轨迹询问他："你从里面看出什么图案了吗？"并且让患者将看出来的图案涂上颜色。在这样的操作步骤中，如果治疗师起先在画纸四周勾画出画纸的框架，那样也许实施起来会更加方便（不过，这种方法不适合急性精神分裂症患者）。此外，如果让患者按照顺序，先在框架纸上，然后在无框架的纸上分别涂鸦的话，那样就可以更为具体地找出问题所在。（中井，1972）

我们阅读完这段记载后会发现，中井先生采用这种技法实施的对象是精神分裂症患者，并且他特意"在画纸的四周加上了框架"，这是非常好的治疗态度。这是涂鸦法在日本被首次采用，也没有特地规定图画纸张的大小，采用一般的图画纸就可以了（没有限制使用八开大小的图画纸或者是 A4 大小的肯特纸）。但是，"加上框架"是作为必不可少的步骤得到了普及。

温尼科特的交替画线条法

紧接涂鸦法之后，是英国的温尼科特（1971）的"交替画线条法"（Squiggle）。这两种方法似乎各自独立发展，并没有互相抵触。

> 我对小朋友们说："来，我们玩游戏吧。我想玩一种游戏，我教你。"我与孩子之间隔着一张桌子，桌子上放着图画纸和两支铅笔。首先，我拿出一张纸，将它随意撕成两半，然后说明游戏内容。"我很喜欢这个游戏。不过呢，它没有规则，只是拿着铅笔，就像我这样。"于是，我就闭着眼睛在画纸上乱涂乱画，然后我就问："你能不能告诉我，从我画的线条里你可以看到什么吗？或者，你想把它改成其他什么吗？接着应该你画了，我也要想想，你到底画的是什么。"（Winnicott DW，1971）

把温尼科特的这种方法和南伯格的涂鸦法相比，这应该可以叫"交替画线条法"，也就是说，涂鸦的人是相互交替操作，通过互相投射，各自在对方画的线条中找出某个具象来。南伯格的方法只需要一张画纸，而温尼科特的这种方法需要不断更换画纸。此外，比起完成绘画作品需要花费的精力，其重点是放在找出新题材上，简单地说，这是一种游戏。

中井介绍的交替画线条法

早在 1977 年，中井久夫在日本艺术疗法学会的期刊（第 8 期）上就介绍了温尼科特的交替画线条法。他这样写道：

> 英国儿科医生兼精神分析师温尼科特的案例记载非常精彩，感觉是在玩游戏。遗作《儿童精神医学的治疗体验》（引用者注：和上述《儿童的心理咨询》为同一本书）中，就有温尼科特和一名少女患者共同创作涂鸦作品的经过。交替画线条法在英国似乎是流传已久的儿童游戏（或许其他国家也有），不过，有关的详细情况在韦氏大辞典中也没有记载。阅读温尼科特的文章，好像是一方把"乱涂的画线"交给对方，对方投射后，把图画完成，作品返回时会问："是这样吗？"接着，双方交换立场，实施同样的步骤，好像是如此反复操作。温尼科特技术高明，所以能够采用这种方法找出线索，同时引导出心理治疗过程中的精彩对话。（中井，1977）

此外，中井先生又写道："如果哪一位在心理治疗的现场亲眼目睹过这种方法，请给予指教。如果只是单一阅读文字上的说明，实践中容易产生许多误解。不过再怎么说，我个人觉得，就我自己理解的交替画线条法来说，对某些患者还是值得一试。"

实施这些类似的方法，在某些细微之处确实会出现意想不到的差异，所以应当无比小心谨慎。前面笔者引用了桥本翻译的文章（必须提到桥本的译作是在中井先生介绍此方法的十年以后出版的）。当中写道："将它（纸）随意撕成两半……"（这可能是温尼科特的手法，目的应该是让小朋友们感到安心，强调这仅仅只是游戏而已，中井是清楚认识到了这一点的。）中井先生省略了这个步骤，要求双方各自使用一张画纸，这种在细节上的略微更改，应该得到认可吧。

中井开发的加入相互斟酌区域法的交替画线条法

中井（1982）也把温尼科特的交替画线条法运用在精神分裂症患者治疗中，他察觉到患者中出现的"微妙反应"。也就是说，患者会微妙地受到某些治疗师的影响，他们有时动不了身，如果运气不好，又会出现急性病情复发的征兆。为了把这种症状的概率降到最低，达到比较好的治疗效果，中井先生不断思索和探讨。比如，这从以下引用的片段中就可以得到理解。

> 首先由患者发球（引用者注：中井先生把最先涂鸦交给对方的动作比喻成乒乓球或网球比赛中的发球）。接到涂鸦的治疗师仔细琢磨画纸上的线条，说出投射出来的名称，指出涂鸦线条中的决定性因素，然后询问患者是否也能看得出来。"我总是觉得这看起来像鱼在游泳。这个部分是脸，张着嘴巴，看起来像一条大鱼。你呢？你看出的样子也一样?"有时候患者会插嘴说"我看这是一条鲸鱼""这里是岩石啊"等等。当患者想要插嘴，察觉出他们焦急得坐立不安的神情时，就可以把它看作治疗的好时机。为了让患者更加活跃，对话的内容再丰富一些也无妨，千万不要墨守成规地限制患者，命令他："你等一下再说。"（中井，1982）

相互斟酌区域这个词，引用自罗夏墨迹测试[①]。中井的风格在以上引用的文章中如实地展现了出来。他在治疗过程中，始终不忘"充其量只是涂鸦"的想法，把精神分裂症患者心中细微的担心和顾虑精彩地转换成一种好奇心。笔者在此希望各位读者切记，中井先生探讨相互斟酌区域的最终目的是不给精神分裂症患者添加过多的不安，不要伤害到他们。

表达性心理治疗：徘徊于心灵和精神之间

---

① 罗夏墨迹测试（Rorschach Test）是由瑞士精神科医师、精神病学家罗夏（Hermann Rorschach）开发而命名的投射人格测试。——译者注

笔者独创的 MSSM 法

终于可以记述笔者独创的 MSSM 法（1984）了。这里的 MSSM 是 "Mutual Scribble Story Making" 的省略，意思是 "交替描绘编故事"。笔者希望各位读者能够了解这种技法的前史，所以以上顺次记载了经过。以下，我想先介绍 MSSM 法的实施过程。

事先准备好画纸（通常八开大小图画纸，A4 大小也可以）。治疗师在患者面前，用签名笔将图画纸四周加上一个框架（从图纸边缘算起大约五到八厘米处）。接着，让患者把画纸划分成六到八个格子（划分成像漫画书中的格子那样）。举例来说，比如，患者比较呆板，治疗师就可以让他画两条竖线、一条横线，形成六个格子。如果患者个性比较活跃，那就每次让他随意地画上曲线或者是直线，只要形成六到八个格子就可以了。

接着，双方猜拳，决定先后顺序。赢的一方（我们假设是患者赢）先随意挑选一个方格涂鸦（发球）。然后，治疗师仔细观察画出来的线条像什么，用彩色笔涂上颜色，描绘出具体的图形（接球）。以此步骤，双方来回操作，逐渐将其余的方格填满。最后，当只留下一个格子时，结束接发球的来回步骤，重点回到患者身上，治疗师指示他，用刚才双方投射出来的各个图案项目编成一个故事。记录故事内容的步骤，治疗师或者患者本人都可以。

笔者把这种技法称作 MSSM 法，自有理由。前面介绍的温尼科特的 "交替画线条法" 的确出色并且独特，笔者没有采用相同的名称，是因为我开发的方法和那个不太一样。但是，笔者依然利用了交替法的优点。也就是说，双方交替进行南伯格的涂鸦法，随后，让患者编一个故事。所以，我把它命名为 "交替描绘编故事法"。

事实上，笔者开发出这种方法的最大理由，是我不擅长整理东西的坏习惯。实施温尼科特的方法，若是让患者往返五次涂鸦操作，那就会画出十张画纸来，同时对五个患者实施，只是一天就需要五十张画纸。

像我这种性格的人，只要把作品塞到了抽屉中，作品和创作者就完全对不上号了。所以，笔者决定每一个患者只用一张画纸，并在游戏过程中，有意识地用线条把所有的图案连接起来，再让患者编一个故事。这就是笔者独创的构思。（当然也有人持有反对意见。他们认为，好不容易在游戏过程中创造出来的时间和空间就如此简单地被画上了句号。但是相反，我认为在编故事过程中能够发挥出更加丰富的想象力也是这种方法不能忽略的关键点。）

笔者的 MSSM＋C 法之发展

MSSM＋C 法，就是加入拼贴画的 MSSM 法。开发出这种方法，理由非常简单自然。一次我在临床治疗场面中实施 MSSM 法时，有位患者问我："医生，我可以把报刊上的图片剪贴到这里取代涂鸦吗？""当然可以。你想怎么做，就试试吧。"我立即答应了他的要求。于是，这名患者带来了少年周刊，从中剪下了喜爱的图片，并将其拼贴到了画纸上。

"整个作品变得紧凑起来了嘛。整体感觉还很不错。"看到作品，我也情不自禁地叫了起来。就这样，创作构思来自患者本人的 MSSM＋C 法也就诞生了。

印象深刻的 MSSM＋C 法之个案

由于篇幅有限，笔者在此只能列举一个印象深刻的案例来结束本章。这名患者的具体背景，我不打算详细描述。在以下的记述中，除了涉及患者的隐私，其他内容均属事实。不过，用最低限度来描述的话，这是一名企图从十一层高楼跳下自杀未遂的女性。保住了性命，应该说是不幸中的大幸，但是患者本人全身撞伤四肢骨折。她是从外科治疗转送到我这里来的，年龄大约在 35 岁到 40 岁之间，学历只是中学毕业，也许当过公关小姐，虽然识字能力差到极点，但是爱好阅读短篇小说，

表达性心理治疗：徘徊于心灵和精神之间

所以擅长编故事。由此，笔者判断对她实施 MSSM＋C 法，应该是连接她和外界的一个最佳"窗口"。

（实施交替涂鸦，她只操作了往返一次，随后就开始拼贴画纸。）首先，对笔者的涂鸦，她说是"**插在花瓶中的鲜花**"。接着，我说她的涂鸦像"**狐狸**"。随后，笔者答应她的要求，让她随便拼贴。她先粘贴上"**竹林中的罗汉（石像）**"，笔者贴了一个"**金发女郎（某制药公司广告中的照片）**"。最后，她贴了"**走在铁路轨道上的两个少年**"。

以下是该患者编的一个故事。

（**黑体字**是交替涂鸦中出现的事物或人物。括号内是笔者对原本的错别字的纠正。）

　　我们家一共五口人：民谣老师爷爷、性格开朗的奶奶、在农业协会里上班的爸爸、**热情好客的妈妈**和我。我们家总是嘻嘻哈哈，笑声不断，家庭气氛好比明亮的太阳。在我上小学四年级时，没有想到妈妈突然离家出走，突如其来的事实闹得村里飞飞扬扬。隔壁的五郎说，看到妈妈紧跟着一个男人搭上了开往札幌的火车，村里更是议论纷纷。我妈妈名叫**凯瑟琳**，不过村里人叫她玛丽，都非常喜欢她。五郎先生说妈妈和某个男人手牵手开心地上了火车。对于他们两人的笑脸，我很受不了。抛弃了幸福的家庭，她还满面笑容，我难以理解，简直就是一个陌生人。奶奶常说妈妈长得很漂亮，一定是被拐骗走的。家中有了孩子还要出走……奶奶每天跑到村里的一座破庙里，朝着**石像**祈祷妈妈能够早点回来。确实，我妈妈是很美。她毕业于日本的大学，日语流利，喜欢日本。她喜欢传统，曾经也跟爷爷学过民谣，是很聪明的人。但是，究竟为什么要离家出走呢？对于这个家庭，她到底还有什么不满足的？在派出所工作的川村先生遗憾地说："我们已经通报上级部门了。如果你母亲被带到东京等大都市，就算是外国人，也是很难找到的。"他边说边深深地叹了一大口气。我始终有个疑惑：难道母亲是光吃美味东西吃腻了，所以放弃了家庭？她是在寻找新的好吃的东西？不会是骗吃骗喝吧？妈妈离家出走的话题持续了一个月，之后我们家又迎来了往常般的笑声。

　　大家担心的是爸爸。不过，他本人似乎显得若无其事。那样还算让人放心，只是没有人知道爸爸内心到底在想些什么。五郎先生开着玩笑说："阿宝是个好男人，身材魁梧高大，把老婆忘了吧，再去找个新伙伴。"虽然是随便说说，不过事情也并非那么简单吧。我的头发黑色，眼珠茶褐色，粗看不像外国人，但是周围的朋友们都说我长得像外国人，他们不会欺负我，或者做出一些让我不高兴的事。对于我们家发生的事，他们显得非常镇定，也没有对我表示同情，我觉得很轻松，他们希望继续能和我一起玩。村里人单纯幼稚，无论发生什么事，他们都是全盘接受。我不知道村里人在背后如何评论玛丽，至少那些谣言没有传到我耳边。对于妈妈，我的内心非常复杂，既有思念，也有怨恨。随着时间的推移，我的那些感情似乎在淡薄。人，其实都一样，痛苦讨厌的事情最终可以忘得一干二净，否则就太痛苦不堪了。我打算高中毕业后去东京，并不是去那里找妈妈，我是想当一个民谣歌手。爷爷经常对我说："你有一副好嗓子，声音奇特，将来一定很有出息。"爷爷一直很期待我的将来。不过，他要我一定得上完大学。不过那样，时间上就有点晚了。我不想年纪很大才出名。爷爷特地为我写了一封介绍信，是给在东京的一位有名的大师，他是爷爷熟悉的朋友。信中写到"等到我孙女大学毕业"。我小心谨慎地保管着那封信件。高中毕业的那年春天，我迫不及待地等待着那个时刻的到来。当时的北海道依然很冷。在一个黑暗的早晨，我独自一人离开了家。火车还没有启动，我只是沿着**铁路轨道**不断往前走。我身边略微有了一点钱，那些钱是我一分一厘积攒下来的零花钱。

　　我走累了，从包里拿出了自己做的饭团，突然身边跑来一个老人，我吓了一跳。"你那么早去哪里？是逃家？"老人问我。我回答："你呢？这么早出门是去哪里？""我啊，和你一样，也是离家出走。我老婆太苛刻了，简直像只**狐狸**，让人受不了。讨厌。""你要去哪里？"老人边笑边说："我从下个车站坐到札幌然后回来，吃

表达性心理治疗：徘徊于心灵和精神之间

点铁路车站特制的盒饭，味道很特别吧。我体验了好几次，家里人都不怎么担心我，这就是我这个老头的微不足道的低（抵）抗吧。"我在下一个车站搭上了火车，和老人分手了。我到达了东京，直往大师家跑。当我到大师家，爷爷和大师打了电话，拜托他多加照顾我。大师看起来比爷爷年轻，他笑眯眯地对我说："那就先让我听听你的歌声吧。"

从那天起，我就住在大师家，成了大师的弟子。平时除了练习，我还帮着做家务。大师有不少学生，来大师家的客人也不少。不过，我只是一个人住在大师家，所以每天从早忙到晚。大约过了两年，某一天晚上，大师家来了一位常客，他好像在和大师商量事情。不久大师把我叫了过去："乔治，你想不想当歌手？你今后靠民谣吃饭很辛苦。这个老师帮很多著名歌手编写词曲，他很欣赏你的歌声，希望你到他那里去一次。我也觉得那样比较好，你有民谣式的发声的底子，声音本身又不错，你自己怎么想？"我被这么一说，听了很开心。于是，从大师的学生变成了那位老师的学生。我接受了半年的特别指导加上训练，也算是出道了。幸运的是，周围对我的评价还不错。虽然算不上大红大紫，不过个人唱片也卖了三十万张，报刊、电视等媒体都在报道我的消息，他们把我称作闪亮新人。我心想，即使是无名歌手也无所谓，只要唱片的销售量保持稳定，就很满足了。也许是我阳光型的风格和傻乎乎的样子，很受欢迎，和唱歌没有关系的综艺娱乐节目或者是智力猜谜节目也都会来邀请我参加。

我确实非常幸运，就连电影导演都来邀请我拍戏。突如其来的好事接连不断，我在怀疑，是不是好运有点过头了？就连村里的爷爷奶奶和爸爸，也会偶然被邀请去参加访谈类节目，他们都为我而感到高兴。访谈类节目通常会被问到妈妈，我们就说她"业已去世"。那个谎话总有一天会露馅，船到桥头自然直，反正那也不是我们的错。我都上全国性的电视节目好几次了，妈妈应该知道了我的近况，但是她还是没有跟我联系。妈妈始终是个自尊心极强的人。所以，如果她现在过得不幸福的话，那就更加不会和我见面了。都已经过去二十年了，我在同行中也被叫作中坚分子了。直到现在，脑海中瞬间想到妈妈或者是看到了外国人，我都免不了内心会有所反应。我感到心烦意乱时，就和工作人员一起去泡酒吧，畅快地喝酒就能够忘掉所有一切不愉快的事。也有传言说我是一个同性恋。不结婚就必定是同性恋吗？真是有点莫名其妙。对于那些传言，我反正听了也像没有听到似的。女人啊，就像**插在花瓶中的鲜花**，随时都会凋谢的。再怎么艳丽漂亮的鲜花，也是同样的命运。所以，我想自己大概不打算结婚吧，将来也不会。我不是怀念妈妈，不过有时候会无意识地想到她。我要变成演艺界的淀川长治，当时他还健在，能够保持年轻，也因为他始终是单身一人。我也盼望自己永远是个年轻人。跟周围的女人们在一起就必定会变老。女人啊，简直就像吸血鬼。故乡村庄里的爷爷奶奶都去世了。爸爸如今也是一个人努力地过着日子。这些日子还是叫爸爸来东京住吧。虽然我对爸爸应该说声抱歉，他没有当上外公，我感到有些遗憾。

"某个歌手的中途人生"

表
达
性
心
理
治
疗
：

徘
徊
于
心
灵
和
精
神
之
间

第八章　关于儿童神经症的四极分化现象和精神分裂症等重症个案的探讨

笔者将在本章中对儿童神经症和行为障碍进行理论上的探讨。此外，还想阐述有关精神分裂症、边缘性人格障碍等重症个案在治疗上的若干见解。

儿童神经症的四极分化现象

在我刚开始精神科工作时，儿童神经症常被看作"心身症的发病"（这是东海大学已故教授牧田清志先生的用语。牧田先生和神户大学黑丸正四郎教授共同翻译了卡纳的著作《儿童精神医学》。他认为，儿童神经症是心身水准上未分化状态的表现，所以那样命名）。此外，当时也考虑神经症是由"心灵上的烦恼"所导致的。时隔二十多年，在笔者的印象中，如今几乎很少看到"在心灵深处烦恼的儿童"，反之，他们中却呈现出了以下的"四极分化"现象。

身体化（somatization）

所谓"身体化"，并非指内心深处真正在烦恼，而是在肢体层面上立刻做出反应的一种状态。刚才提到的"心身症的发病"即是如此。正因为是心身未分化，所以，内心中的烦恼即刻表现在肢体上，这也是毫无疑义的举止。

列举主要实例，有"青春期瘦体形""夜尿""原因不明的发热"

"心因性疼痛"等等。虽然没有达到心身症、神经症范围，但在普通儿童中出现的"mukatsuku"的说法，也可以被看作这种状态的初期阶段。"mukatsuku"这种说法无疑与上呼吸道器官密切相关，如"不能适应周围的状况""不能接受旁人指点"。所以，不用过多的解释，就能立刻理解这种说法的含义。

行为化（act out）

第二种倾向是"行为化"。笔者强调的是行为化（act out），不是行动化（acting out）。行动化（acting out）一词是精神分析中的重要概念。这一类也不是发自内心的烦恼，而是即刻表现在行为上。比如，早年就可以看到的品行障碍（conduct disorder）。换言之，犯罪（criminality）、越轨（delinquency）、校园暴力（school violence）、欺凌（bully）都属于这一类。

虽然未达到神经症范围，但儿童中经常说出的"kireru"，就接近于行为化的表现。我们从中也能联想到，这种说法源于"经脉被切断"的抽象的意象表达，并在随后表现在行为层面上。

强迫化/仪式化（obsession & compulsion/ritualization）

"强迫化/仪式化"是指儿童本身持有一种强迫性念头，也就是说，他们完全明白并不是起因于自己、那些事情和自己毫无关系的道理，但是，内心深处却始终都有一种被逼迫的念头。比如，"我不得不考虑那件事"的强迫观念（obsession）、我不得不"去做那件事"的强迫行为（compulsion）。在正常情况下，晚上睡入被窝后突然会想到"啊，我好像房间大门没有上锁吧"；邮件投入邮箱后突然会想到"刚才我是贴好邮票了吗"；等等。通常大脑里会出现类似的念头。但是，如果那种念头达到异常的程度，举止就会尤为特殊。比如，"强迫洗手"（compulsive washing）：触摸到任何东西，就会拼命用水洗掉。又如，"强迫计算"（obsessive calculation）：只要一看到数字，就会不停地计算；看到房间里的窗户、室内排列整齐的桌子椅子，会拼命地数起数来。有的儿童一看到路标，必定是要指手画脚地说上几句；发音是"死"的字，坚决不说出口（考虑到自己的死亡）；等等。类似的案例随处可见。

内闭化/无为化（seclusion/idlesation）

第四种现象是笔者强调的"闭关成型"，也是一种"无为化"的状态。关于"闭关成型"，书中已经详细地描述过，在此，我只解释一下"无为化"。这是指，对所有东西都不感兴趣，任何事情都不想动手去做，简直就是"无""窗口"状态、或者是完全紧闭"窗口"的状态。毫无疑义，这就是拒学儿童的一个基本的状态。"什么也不做""无兴趣"则是最好的表达方式。

关于前青春期阶段的思考

笔者任京都大学教育学系主任时，撰写了《哈利·波特与神隐少女》①（朝日出版社，2002）一书。一见封面，大家也许会感到奇妙不已。我出版此书，并不是要为两部电影做商业宣传。宫崎骏导演的作品能够获得成功，当然值得庆幸。笔者在撰写《哈利·波特与神隐少女》时，宫崎骏的这部电影还没有获得柏林电影节的"金熊奖"、美国的"格莱美奖"，那都是执笔以后的事情。获得奖项是电影界的最高荣誉，是在世界范围内获得认可的最好见证。对于那些，我姑且不多言论。这部电影作品讲述的是一个 10 岁少女在"奇异世界"中的遭遇的故事。这里的"奇异世界"如果简单地说，就是"死亡世界"。电影中设置的是和"现实世界"共存的一个"死亡世界"。主人公千寻，恰巧面临着以下即将探讨的前青春期的阶段。

另外一部《哈利·波特》②是英国作家 J. K. 罗琳的作品，由克里斯·哥伦布导演拍摄成了影片。作品的主人公是一个 11 岁的少年。和

---

① 神隐少女即宫崎骏导演的电影《千与千寻》中的女主人公千寻。——译者注
② 指该系列小说第一部《哈利·波特与魔法石》。——译者注

10 岁少女千寻一样，他也是处于前青春期的阶段。也可以说，故事同样发生在可以称作"奇异世界"的一个"魔界"里。

前青春期阶段的重要性

女孩 10 岁，男孩 11 岁，都是属于特别的年龄时期，是他们正经历的前青春期的阶段。到了这个阶段，会发生不少新的变化。比如，出现哲学式的思考（考虑何为真与善）、考虑宗教问题（人类从何而来走向何方、人为何生存为何死亡）、思考创造之美（什么是美、何为艺术）等等。这个发展阶段的孩子是划开了"百般疑问的地平线"。笔者认为，他们本人或许是无意识的，但是，对于这个年龄段的孩子来说，确实，多少都有这些变化。

我们可以从处于这个年龄段而自己选择了死亡道路的少年的诗句（冈，1976）中感受到这一点。同样也可以从我个人接触到的个案中的少男少女们的诗歌中（山中，1998a）理解到这一点。

少男少女们到了青春期都开始为性而烦恼，被性所玩弄，这是他们从未经历过的。即使有过略微体验，也会想尽一切办法把它忘掉。青春期的基本课题是面对"自己的身体"，最重要的主题是"相识自我"和"遭遇他者"。完成这些课题后，少男少女们渐渐就会忘记抽象难解的疑问，真正长大成人。

但是，如果青春期的孩子在心灵上得不到坚强的守护，那么，个人内心的发展就会停止，也很有可能出现异常现象，有的却会固执异常般死守在某一件事物上。

思考"酒鬼蔷薇圣斗事件"①

在此，我想以 1997 年发生的"酒鬼蔷薇圣斗事件"作为一个案例来分析探讨。犯罪少年当时正好是 14 岁。

表
达
性
心
理
治
疗
：

徘
徊
于
心
灵
和
精
神
之
间

————————

① 这是指 1997 年发生在兵库县神户市须磨区的持续杀伤他人事件，俗称"酒鬼蔷薇圣斗事件"。犯罪少年当时年仅 14 岁。——译者注

男孩 11 岁时，家中唯一一个疼爱自己的祖母死了。自此以后，他就不断思考："什么是死？为何死夺走了自己的幸福？"起先，他只是对青蛙壁虎的死颇感兴趣。然而，为了揭开"死了以后到底会有什么变化"的谜底，最终，感兴趣的对象转变到了人。

在 1998 年 3 月发行的杂志《文艺春秋》中，立花隆以《少年 A 的犯罪全貌》为题，详细记载了共计六次的供述事实。此外，笔者本人也在杂志《中央公论》中撰写了《摇晃不已的少男少女的内心深处》的论文（山中，1998b），各位读者请务必阅读。在此，我想把论文的核心再阐述一遍。

1. 最早少年 A 是每天到外面去爬山，频繁地看到动物尸体，由此特别好奇地萌发出"死了以后到底会有什么变化呢？"的念头。不断看到尸体，那也只是发现死后体温的变化、尸体变得僵硬的状态，而少年本人没有亲眼目睹到自己最为期待的"惊人诧异的神秘变化"，必定兴趣热度也是急剧下降。

2. 少年 A 喝下了被害少年 B 的血，报刊报道这是离奇险恶的行为。但是笔者认为，少年本人供述的"喝没有受到污染的 B 君的鲜血目的是用它来换取自己体内的肮脏的血液"的语句，这才应该是一个注意点。

3. 当少年被问到学校门口悬挂着的死者的颈部时，他说："那是我的个人作品。"对于这种回答，必须留意。

4. 通常看来，这是异样、缺乏常识的回答。但是少年 A 本人却始终保持着心平气和或冷静的姿态，我认为这也是理解事件的关键点。

笔者基于以上四点，得出以下结论。

首先，在第一点中，少年 A 君对威胁到个人生存的死亡萌发出异样的兴趣，这涉及"实存性"的问题。第二点的记述说明的是"宗教性"的问题。第三点的内容确实可以在"创造性"的维度上进行考虑。这也是我刚才所写到的"前青春期阶段的少男少女们的感性"的问题。

这个少年在意识清晰的状态下供述的语句，原本都是来自从意识层面出发，通常在其下两层的"普遍无意识"（荣格提出的"集体无意识"）层面中的语句。"集体无意识"通常是"意识不到"的领域。反之，能意识到的只限于"集体无意识"上一层面的"个体无意识"。

但是，这个少年在"意识清晰"的状态下展现出了通常是在"集体无意识层面"上的事。比如，涉及"神话性、实存性、宗教性、哲学性"等领域〔我在此把这些问题假设为 KU 领域（Kollektiv Unbewusst Kreis，集体无意识领域）问题〕。

通常，在"意识"鲜明的状态下，KU 领域问题不会显露于表面。

KU 领域问题要得到显露，在意识的状态下，通常只能在"梦境"和"神话"中。换言之，除了"梦境"和"神话"，KU 领域问题不可能显露于表面。

笔者在此大胆假设，其实，这个少年的举止行为可以这样考虑。

〔异常命题〕少年 A 君在意识清晰状态下显露出 KU 领域问题。

我认为，这说明少年 A 君的内心严重缺少保护。也就是说，通常考虑的意识与无意识的界线、个体无意识与集体无意识的界线都已经模糊不清。

如果我们用这种状态来考虑如今社会中的普通儿童就会发现处于这个"异常命题"的对角位置的是伦理学、数学逻辑分析式的分析法。KU 领域问题没有显露于外，是意识不清晰的缘故。

这里的意识不清晰状态，也就是指"无意识状态"。由此可以推论，KU 领域问题没有显露于外是因为处在了无意识的状态下。

在此，我们再次考虑对角：不是在无意识状态下显露出了 KU 问题，也即在通常的意识状态下显露出了 KU 领域问题。也就是说，如果把基于少年 A 君而生成的"异常命题"转换成"通常命题"，就可得到以下推测。

〔通常命题〕普通儿童在意识状态下可能出现 KU 领域问题。

事实上，不是可以这样理解吗？

也就是说，在内心没有得到完整守护的状态下，所有的儿童在"意识层面上"都有可能出现 KU 领域问题。我在本章之前也提到了儿童的"行为化"现象。其实，两者都反映了儿童的生存状况在发生变化。我认为，那些变化也可以说是如今犯罪事件发生的根本原因。

如今的儿童，他们内心没有得到细心周到的守护，处于非常脆弱的状态。由此，在以前看来似乎难以想象的 KU 领域问题，也就自然地显现出来了。这里说的 KU 领域问题也就是通常不会出现在意识水准上的事。例如，杀死父母的主题。这种主题通常在集体无意识的层面上会起到相当大的作用。其实质则反映了儿童离开父母，独立自主长大成人的一股重要的原动力。而当此主题不在集体无意识的水准上时，在意识清晰分明的状态下，在现实中杀死父母的惨剧自然就有可能发生。

我原本不打算在此探讨深奥的理论。不过，结论其实也已经得到了。虽然这是一个难解不堪的课题，但我还是想在此尝试论述一番。因为在我过去执笔的论文中，只是简单地写了结论。不少读者给我发来了疑问，如为何那么考虑、怎么会得到这样的结论等等。也由此，我在这里较为详细地分析探讨了前因后果。

通过笔者在理论上的探讨，其实大家也可以明确理解，为何处于前青春期的少男少女们会出现如此状态。他们在"性发育的压力"之下，与性对抗的同时，又想将"性"予以包容整合。为了在个人心中创造出一个"全新的心灵状况"，在此以前，他们内心中两个不同层面上的"无意识"，会在极其柔和且缓慢的状态下，消除彼此间的隔阂。

回到我在第一小节中探讨的部分，也就是说，要是以前说到神经症，通常会想到那些"用心在烦恼"的人。但是，如今的儿童不仅内心不纠结，也不烦恼，还会忽然间出现"身体化""行为化"倾向，或者是行为举止"仪式化"，甚至有可能转变到毫无兴趣似的"无为化"状态。所有这些变化，难道不是少男少女们的内心没有得到细心的"守护"而导致的结果吗？

对近日重症个案的分析

近些天，笔者每星期五都到精神病医院用"唱歌和连句"的方式和痴呆老人们交流，还仔细聆听他们中的几位的倾诉。此外，在临床治疗方面，我主要是在大学内的心理咨询室里定时地约见几名患者，通常一次五十分钟（对精神分裂症患者来说，要坚持五十分钟比较困难，所以通常缩短为一半的二十五分钟）。以下，我就想记载一些和他们交流的点滴。

必须事先说明的是，这里提到的患者并不是笔者随心所欲挑选出来的，他们中有一些是重症患者，是研究生院的学生们难以着手的案例，还有一些是受到极力推荐、难以推卸的案例。中井久夫先生曾经说："一般被介绍来的患者几乎都是比较难建立治疗关系的类型，所以我不接受介绍。"中井先生是医师，他如果不接受，可以推荐给身边其他的同事。但是，笔者通常很难回绝。考虑到患者的隐私，我当然不能在此直言。除了考虑患者来我这里治疗是否有真正的意义以外，通常我不会回绝介绍，而介绍来的患者往往也都是难以对付的案例。

重症个案治疗的共同点

对精神分裂症、边缘性人格障碍、严重的神经症的患者来说，他们有一个共同点。事实上，那些患者都"在幼小时期经历过得不到周围人的聆听、完全接受，或者是没有被别人表扬过的体验"。不过，这样一说，我并不是指责"他们的父母是如何不好"。笔者曾经对"自闭症"患者也提出过同样的见解。当时被误解为是对他们父母的指责，随之我本人也受到了批判。因此，我想在此再强调一次，其实父母同样是牺牲品，他们同样受到了周围的误解。对"作为意象的父母形象（imago）"的歪曲，正是问题的所在。我希望各位读者能够意识并且理解到这一点。

也就是说，在治疗这些患者的过程中，有一个非常关键的细节。即治疗关系建立后，他们会堂堂正正地"接受治疗师的聆听""得到治疗师的理解""受到治疗师的赞赏"。这是他们在幼小时期所没有经历过的体验。换言之，患者们是在长久的治疗过程中，延续不断地体验着个人的"重新生存""重新养育"的仪式。特别一提，也可以说这是一个特点，治疗师必须事先熟知。对患者来说，如此的仪式无论反复多少次都不会多余。但是，只要他们从中经历过一次"负面消极"体验的话，那么，所有治疗中的积累就会轻易地化整为零。

精神分裂症患者的幻听与妄想

当然并不是所有的精神病患者都会出现幻听。有的幻听持有者会在痛苦中大声急叫，有的精神分裂症患者则始终伴随幻听中的"恶魔声"，听到的是指责自己的语句。他们在深夜里向治疗师求助，盼望挽救自己。但是，治疗师不可能随时随地都能回应夜间打来的每一个电话。更何况，护理人员又没有能力去挽救患者，他们往往只能小声道歉，挂断电话，或者是把电话设置到留言功能，等到第二天上班，电话里喊叫辱骂的声音接连不断。治疗师每天上班先从倾听患者们的留言开始，那样的步骤通常日复一日。虽然治疗开始时说好"不往治疗师家里打电话"，但是，实际情况却并非如此。要说遵守约定，前提只能是为患者建筑好一座"守护的城墙"。不然，守约是相当难办的事情。当然，留言电话也有好的一面。治疗师和患者间能够保持一定的距离，治疗师能够避开患者直接的攻击。治疗师本人必须自身有所余力，那样，患者多少也会学会放弃，有所忍耐。但是，那些步骤真正能够得到实现，要有一个重要的前提。当患者出现在治疗室接受面谈时，治疗师必须做到最大限度地倾听他们的诉说，发现了他们的优点，即使微不足道，也要不断表扬，如实接纳他们身上的闪光点。

曾经某个患者指责我有双重形象，说："今天的治疗师不是以前的那个，快把真正的治疗师叫来。"我回答他："我就是一个人，治疗师还是我。"他始终不认可。只要治疗师音调略微提高，态度稍作改变，感情略微变化，所有的细节举止都会得到患者们敏感的回应。他们会说，你不是同一个治疗师。多次受到指责，治疗师本人也会逐渐意识到个人微妙的变化，那就要适当地修改，努力做到用真挚的态度去面对患者。只有那样，他们才会明确表示"今天的治疗师和以前的完全一样"，脸上也会略微地显露出柔和的表情。

某个边缘性人格障碍患者的母子面谈

有位边缘性人格障碍的患者，在某段时期提出一定要和母亲一起来面谈的要求。通常，来到治疗室面谈，这名患者始终会对其母亲大骂不停，有时甚至还拳打脚踢。作为治疗师，我实在忍无可忍，表示："如果依然如此对待母亲的话，断然拒绝母子俩同时面谈的要求。"患者接纳了我的拒绝，她放声大喊、摆出有意威吓的态度，但是，没有动手打人，只是大骂母亲。而母亲本人似乎早已习以为常，只是毫不吭声地耐心聆听，始终以接受的态度，忍耐了下来。作为治疗师的我，也和患者母亲同样一语不发聆听着骂声。我在患者面前表扬了母亲的忍耐力，传达了感谢母亲的想法。同时，我也告诉患者母亲，其实，孩子的内心也背负着同等程度的悲伤和痛苦。由此，接连十多次的大声叫骂之后，患者开始倾诉起少女时期没有受到温柔呵护的过去。

从体臭恐惧症患者中传来的气味

有一名体臭恐惧症患者，始终不信任治疗师。随着治疗时间的延续，虽然她对我略微诉说生活中的不安情绪，但是都并不是发自内心的话语，时常用光剑式的眼神注视我。终于，患者内心长久累积的愤怒之情开始爆发，狠狠地辱骂起治疗师，随之从她的身体中真正传出了一种"恶心的气味"。原先只是认为这是妄想症状的笔者突然意识到，这种恶气其实远远超越了妄想的范围，作为实体，它一直徘徊在我的周围。也由此，我领悟到患者内心的愤怒之情，同时，我也感受到她内心中的痛苦。事实上，笔者的这个体验恰巧也是患者在随后的治疗过程中的一个极大的转折点。

表
达
性
心
理
治
疗
：
徘
徊
于
心
灵
和
精
神
之
间

带有解离症状的受虐患者的案例

某个不断诉说受到虐待的女性前来治疗，她始终强调自己有真假两个名字，还有两个不同的电话号码。当时，她和我保持了相当远的距离。某一天，这名患者想要预约下一次的治疗时间，向我打来了两次电话，恰巧那天我不在医院，所以两次都成了留言电话。随后，我用患者的真实姓名和电话号码回了电话，她拿起了听筒说"那个人不在"，似乎想挂断电话。于是，我立即果断地说明了理由："现在电话里的声音并不是假名的你，应该是真实的你，我觉得这个电话不会弄错。"当对方听到我这么一说，立刻纠正道："啊，是医生您啊。对，就是我。"就这样，电话终于接通了。也可以说，是从那次电话以后，治疗正式开始了。

与癌症、肾炎、胶原病等身体疾患患者的通信交流

笔者也经历过和白血病、肾炎、胶原病等重病患者的交流。在此，我想介绍和一位白血病患者通信过程中的部分内容。那名患者整天在家，在某年年末住进了医院，并且被通知"只能存活三个月"。以下是我们俩开始书信交往一年后的片段。

〔**笔者的回信**〕回复。十二月十五日的来信收悉。我给你寄去的哈利勒·纪伯伦的诗集①，你说读了很有回味感，那太好了。其

---

① 纪伯伦，黎巴嫩诗人。《纪伯伦诗歌选集》（神谷美惠子译，角川文库，1989）是从《容器之歌》（MISUZU 书房，1989，86—88 页）中挑选出的并附有加贺乙彦解读的一本书籍。笔者信中提到的是《论苦痛》的片段，如下：

于是一个妇人说/请给我们谈苦痛/他说/你的苦痛是你那包裹知识的皮壳的破裂/连那果核也是必须破裂的/使果仁可以暴露在阳光中/所以你们也必须晓得苦痛/倘若你能使你的心时常赞叹日常生活的神妙/你苦痛的神妙必不减于你的欢乐/你要承受你心天的季候/如同你常常承受从田野上度过的四时/你要静守/度过你心里凄凉的冬日//许多的苦痛是你自择的/那是你身中的医士/医治你病身的苦药/所以你要信托这医生/静默安宁地吃他的药/以为他的手腕虽重而辣/却是有冥冥的温柔之手指导着/他带来的药杯/虽会焚灼你的嘴唇/那陶土却是陶工用他自己神圣的眼泪来润湿调转而成的。〔译者注：本诗选自王季庆译《先知》（台北：纯文学出版社，1970）〕

实，还有一首诗歌，语句比较复杂，原本也想寄给你，我犹豫了一阵，还是决定不寄了。你说胸部的脓包和淤水基本都去掉了，还留有大约三厘米的大小，如果那样，那很有可能会复发，所以你要仔细观察，注意变化哦，一定要好好当心，现在确实有点难熬……这也是我发自内心，最想和你说的。不过，我也劝你不要怨恨乳腺科的医生。我知道，你或许并不恨他们，但是你说已经不太相信他们了。应该说，他们也在拼命努力，我们要有感谢之心嘛，千万不要不信任他们。至于其他，先姑且不说。我只是默默祈祷，祝愿你能早日康复。白血病症状也难免会影响到身体的其他部位吧。先不说疼痛，我听说出脓化脓的步骤要反复多次。你体内的白细胞被白血病伤害了不少，但是，还是意志坚强地在和细菌做斗争（出脓是战斗的结果，是细菌的尸体和与细菌共同倒下的白细胞的尸体的混合物）。你可不能垂头丧气哦，通常说，只有经历了疼痛，才能真正体会到人间的温暖，忘却平时的劳累，这种说法确实有点道理。要想真正理解疼痛的意义，也只有是在这种场合下。我虽然这么说，但是疼痛难忍，应该说是你如今现实的体验吧……还不能吃豆腐吗？硬糖含糖质成分，豆腐含蛋白质，两者的吸收程度并不一样。不能吃豆腐，一定还有其他原因。耐心等待吧，当期盼的愿望得到了实现，那不也是一种幸福吗？你说爸爸在圣诞节晚会上当起了圣诞老人？那你爸爸真是努力啊。在最近的信件中，你很少提到父亲，所以我听了以后很高兴。我有四个孙子孙女，据说圣诞节前夜，我也得扮演圣诞老人的角色。你说，想踏实地用双脚去踩踏大地，去瞭望夜空中的星星，想和朋友安静地生活，但愿身上的疼痛早点消失，我为你内心的呼喊声能够成为现实而祈祷。你在信中详细地提到了近况，读了以后，我很高兴。祝愿你多加保重。敬具。十二月十八日

〔患者的回信〕谢谢回复。我的回信有点晚了，实在对不起。最近患上了严重的感冒，可能是流感吧，整天都睡在被窝里，稍微好了一点，所以好容易才能回信。你寄给我的那首关于痛苦的诗歌，

表达性心理治疗：徘徊于心灵和精神之间

确实内容很沉重。那首诗的最后几句，我觉得太沉重了，有点读不下去。据说，有的患者得了流感就自然地死了，和他们相比，我还算幸运，脓包也好了很多。乳腺外科的医生们说，我已经可以洗澡了。啊，要洗澡啊，我已经很久没洗澡了。流感加上白血病，应该是不能洗澡的吧。已经到了年末，我真的感到，今年一年几乎自己都在说痛苦啊，艰辛难熬的事。当然，也有幸运的一面。我遇到了很好的主治医师（内科医师）。爸爸最近好像也得了感冒，快要倒下的样子。我和他打了电话，他说马上就要好了。山中医生，我真的很感谢你的来信，我感到非常幸运。对我来说，周围那些很重要的人，他们都对我很好。啊，白血病能不能治好啊。如果能治好，就太好了。很久没有像今天那么好的心情了。那，我今天就写到这里吧。Good Luck! 十二月十六日

〔**笔者的回信**〕回复。十二月十六日来信收悉。你的来信有点晚，我担心可能有什么事，果然不出所料，你得了流感。不过好像好了不少，那就放心了。我也经常跟你说，对付病菌，其实没有良药，只有依靠自我治愈的力量。现在的你，身体衰落，所以治愈和好的时间可能会长一点。确实像你说的那样，得了流感的人中，也有死了的……不过再怎么说，你现在的状况应该还算不错啊。

阅读纪伯伦的诗歌，我和你的感受确实一样。"倘若你能使你的心时常赞叹日常生活的神妙/你苦痛的神妙必不减于你的欢乐/你要承受你心天的季候/如同你常常承受从田野上度过的四时"这一段特别吸引我，是神谷美惠子翻译的，很有味道吧。

脓包好像好了很多，太好了。自我治愈的能力逐渐在恢复，我很高兴。相信你一定会好的，而且是变得更好。是啊，已经到了年底。今天是二十九号，再过几天，当你收到我的信，就是大年夜或者是元旦了吧。今年是痛苦悲伤的一年。不过，在这一年里，也可以说是真正体会到了人间的温暖了吧，应该还算不错。我今年在帮助你的同时，也得到了你的帮助。事到如今，我也可以告诉你，自从八月以来，我去医院检查了身体，结果发现，自己很有可能患上

了胃癌和大肠癌，随后我就做了全面检查，做了胃镜，肠道也检查了。幸运的是，大肠中长出的息肉是良性的，其中有的已经摘除，剩下比较大的息肉，计划明年再动一次手术。白血病或许不会那么简单，但是，痊愈的人也有啊。其中一个我也和她通信交流，最终真正地恢复了健康，现在开始了大学生活。还有一名是得了肾炎。不过，她最终也痊愈了，现在也结了婚。不过……说到白血病，我最崇拜的歌手夏目雅子，她就遗憾地离开了我们……我昨天正好整理完工作，顺便去了大和的当麻寺。擅长日本传统曲艺"能"的著名女性世阿弥17岁出家，她用莲花丝编织了净土曼荼罗。它如今挂在寺庙的本堂中，这是极其少见的。还有，曾经是伊势神宫宫主的大伯皇女那个被暗杀的弟弟，有关他的诗歌也可以在寺庙内读到。

收到你"久违的喜悦心情之下"的来信，我也兴致勃勃地读完了全部，我们一起祈祷，明年也将是顺利的一年。敬具。十二月二十九日

表达性心理治疗：

徘徊于心灵和精神之间

第九章　遭遇自杀者（一）

前言

　　我 1966 年从名古屋市立大学医学系毕业，当时大学有实习制度，所以正式成为一名精神科医生，是从 1967 年算起。如今也度过了三十五个年头。此外，我接受了河合隼雄先生的邀请，于 1980 年到京都大学执教，作为一名心理临床家，我也有了二十四年的阅历。明年春天我即将退休，现在回想起来，我在京都也整整待了二十多年。

　　在至今为止的治疗生涯中，以我个人为主体着手的个案里，遗憾的是，共有九名患者选择了自杀（在名古屋的医院精神科工作的十二年半中有四名，作为心理临床家在京都工作的二十三年中有五名。具体来说，名古屋时代两名男性精神分裂症患者、一名男性躁郁症患者、一名女性急性心因性反应患者。京都时代一名女性精神分裂症患者、一名男性躁郁症患者、一名女性非定型精神病患者、一名患有癫痫的拒学症女性、一名受到虐待厌世不已的女性）。对于患者的自杀，即使现在，我依然痛心不已。在此记述一些患者自杀的具体经过，此外，也包括我个人发自内心的反省。在精神科治疗或者是心理治疗的过程中，若是遇上自杀者，无论何种形式，只要牢牢把握并且记载好当时的状况，相信能给今后的年轻一代敲响警钟，同时，对他们也是一种启迪。

初次遭遇自杀者

案例 1：A 君　精神分裂症　男大学生　自杀时 33 岁

我与这名患者前后相处正好十年。在我成为他的主治医师以前，是大学附属医院精神科的某教授负责治疗的。那位教授是他的第二位治疗医师。由于教授退休的缘故，在接受了两年治疗之后，由我开始着手负责。我从患者的病历记录上发现，在该教授委托我以前，还有另一个医师也治疗过这名患者，至于实情，我没有具体询问过。

患者是一个医学系的学生。当时，他强调："精神病学考试怎么也通不过，是因为授课的 W 教授对自己有仇恨，每到考试总是会被臭骂一顿，因此极度妨碍学习，所以始终考试没有合格直到今天。"原本六年制的学习期限，当时他已经超过近于一倍，患者是在明确面临不能毕业的处境的那年秋天自杀的。

提到这个案例，虽然是三十多年前的事了，但是我丝毫没有遗忘。我也曾经在其他刊物中予以发表（山中，1985），不过，依然想在此再记述一次。

记得是在某一个早晨。忽然电话铃响了，当我接起电话筒，对方是熟悉的 A 君的母亲的声音。她的声音和往常略微偏高的音调不同，显然无力而沙哑。"山中医生，我们家的 A 死了。今天早上我听到不对劲的声音，立刻跑到 A 的房间，发现他倒在了地上。是用自制的手枪，朝着太阳穴开了枪，耳朵边还鲜血直流……"母亲的声音奄奄一息，略等片刻，她又说道："其实前一天晚上，我有点察觉到怪异的声音，不过，当时还错认为是谁家在放烟火，万万没有想到，竟然是自家的孩子……"母亲的声音又停顿了片刻。"不过今天，那孩子的脸看起来很安详……一直受到医生您的周到照顾，没有想到，最终还是……"

电话筒中随后的话语，我就听得不太清楚了。结束了遗体告别仪式，母亲带来了 A 君的看似信件的"遗书"。以下是全文。除了对个人隐私，我做了相应更改，余下的都是原文。我毫无省略，也没有追加任何内容。

[**A君的遗书**] 我有太多的牢骚要发，不知从何说起。我爸他们好像觉得我的脑子好了，可周围的家伙们都没这么想。我牺牲了自己，整天都在被人骂。对那个家伙的骂声，我会轻易听过就算了？他骂我傻瓜呆驴，还骂我"神经不正常"。如今传心术发达，社会上的人心灵感应能力超强。我早晚祈祷，很有可能会受到他们的袭击，那样我的寿命就会缩短，所以时常提心吊胆。走在马路上，忽然迎面走来二三个人……他们故意挑衅我，即使逮住其中一个，也是倒霉透顶。他们会设法找借口，故意找话题来攻击我。这还算只是一个序章的开始。即使我换乘公共汽车或电车，他们也会跟在我身后，乘客中也有人故意来找我麻烦，如果我动手反击，事情弄得很大，估计结果也不会成功。趁我还没忘记，先写几句。我死了以后，特别是我妈，你不要对社会有抱怨，对社会也不要做什么傻事，我天生就是这种命。日本国内不用说，我的内心早被外国人都看透了。日本国内很大，尽管有的人没有我那么厉害，我想还是有不少人和我是同样的状态。世上所有母亲都疼爱自己的孩子，但是，我不希望我死了后我妈会太伤心。我们家原本五口人，今后就算我一直不在吧。家里只有我一个人整天在左思右想，两个弟弟不是独立自主、非常出色吗？为了两个弟弟，爸爸妈妈你们也要健康长寿。作为父母，好好养育两个弟弟。你们就把我当成一块路边的石头。与其那么说，其实，我的大脑里是这样想的。如今科学发达火箭横飞，人们各自学会传心之术是必要，也是必然的结果。我就是给人类当一个模范，我有那种使命，出生于世，立即死去。换言之，在人类史上，任何事物必定有前因后果，我出生以来就受到了神的安排，现在不得不变成一块路边的石头。我死了，不知道世界会变得怎么样，肯定又有新生命诞生，我必定就像婴儿那样，在一无所知的状态下诞生。虽然三弟离家出走，但当他长大成人回来以后，看到像我这样不孝地离开世界，对于他和妈妈，我不知道怎

么样道歉是好。总之，对于我的死，你们不要太悲伤。爸爸妈妈你们好好照顾培养弟弟。在我看来，要想长寿，就要像医院里的医生们那样，没有烦恼，整天忙着那些乱七八糟的琐碎事就能把烦恼忘掉。我特别想对爸爸说，也想对妈妈说，我变成世上被嘲笑的人，到处都可以看到笑话我的人，我深信其中必定有事发的缘由。从现在的我看来，我发现这世上的传心之术是如此发达，我只能做牺牲品，长久受到那种传心之术的影响实在太大。即使我一个人再三思考，也对付不了周围的人。我远望天上的星星，倾听地球上犹如一颗小星星的一个人的声音。无论如何，个人也只能是河流中的一个小水泡，毫不起眼。生来命运悲惨的人，终究没有办法。小时候，对于死，我始终非常害怕。过去多次告诉自己，我是不会死的。当我看到拍摄的 X 光片，去医院打针，对死的恐惧感就愈加强烈。写到这里，我也不知道自己到底想写什么。我经历的大大小小的事也不算少。要想都写在这么简单的文章里，几乎不可能，我也没有那种强烈的欲望。回到我开始时写到的，对于我个人的一股压力，我不得不强调至今为止的上学途中是那么安全地渡过了难关。起初，我也没有如敌人奴隶般被人使唤，只是不停猛烈敲打周围的物体。我当时还是一个医学系学生，始终有一种优越感，觉得不可能做奴隶的角色。不过到了三年级，大脑出了问题，到了四年级，状态就更差了。当我进行宗教修炼时，浑身感受到严重的挫折，即使是面前的铁板，我也会想把它拼命地分成两半。我从本科入学以来，每天都感到周围始终有人在辱骂我。想到那一点，我就无论如何也要把铁板一分为二。那时候的我，已经是奴隶的大脑了。我不知道自我到底在哪里，就像海底里的海带，任凭海水的摆布。我为什么会变成这样？那应该是七月二十二日的事情。大学里 W 教授的辱骂始终在脑海里回响，就像赌博输了钱那样懊悔，忧郁愤怒的情绪难以抑制。回到家，我连续说了两三次 W 教授的坏话，当时，大脑中就有一种声音，它来自传心之术："我就是不让你通过考试。"以后，暑假开始我就担心。周围的人都被 W 教授施加压力，不过那是考试以后的事了。我没多想自己考试的事。周围运用“空蝉之术”的家伙们，终究不明不白地在折腾。我在学习，听到其他学科的任课老师也在大声叫喊。我的内心出现了某种反应。虽然我努力学习抑制情绪，不让内心有任何反应，但是，传心之术还是会把外界的东西强加到我内心来。比如，如果我想到“那是一个色鬼”，内心原本没有变化，但是，外界的传心之术就会不分好坏地将之传递过来（当然好坏本身因人而异），痛苦依然留在内心。我的对手任课老师，早就知道那些道理，但还是说个不停。周围的一些家伙们也是说个不停，摆出一副姿态，看起来像发自内心般的。

本来是想用炸弹，让所有一切变为灰烬。但是我想到了母亲，所以还是选择用手枪来自尽。

致母亲：务必好好照顾弟弟们。

致父亲：积极乐观，不要勉强。

我已经变成白痴，不可能对社会有何等回报。时刻想到家人，我一个人开始了远航。再见。

一九××年九月十日凌晨一点十五分　就此停笔。

追加

我所有的物品都不要摆放在门外。

如果太占面积就烧掉处理。

所有铁制的器具也不要扔到门外。

大家读了文章，似乎一目了然，这就是一个青年精神病患者的遗书。负责治疗的人是我。A 君留下了这份遗书，在和我前后相处了十年的那个秋天选择了自杀，当时 33 岁。

我以前撰写了一篇论文，刊登在了《生与死的医疗》中。在此，我想引用其中的片段。

对 A 君来说，我不是第一个治疗师，是某个教授的介绍，我答应了负责治疗，我应该是他的第三个治疗师。笔者这样写，丝毫没有想推卸任何责任的意思。但是，我想强调，如果在他发病起初我就负责治疗的话，或许也不会历经十年的艰辛，最终还是导致了自杀的结局。一个个人固然不可能轻而易举地改变他人的命运，但正如中井久夫先生明确说到的，如果能够在患者发病期间做到得当的处理、在病态的缓和时期给予正确疏导的话，他们的命运或许多少会有所改变。我也认同这种观点。对于这名患者，我始终老老实实并且非常专业地给他进行了治疗。然而，最终他还是以自杀的形式结束了生命，无论如何，我也没有想到那一点。

但是，事后我再次阅读Ａ君在大学病院住院时的病历记录时，惊异地发觉到一个新事实，顿时让我哑口无言。即在他自杀的三年前，当然只有一次，他朝着护士们讲到想要去死的念头，并且说也已经准备好了手枪。

我记得中井久夫先生曾经说，仔细阅读病历记录非常重要。通常，我们只把那个步骤看作日常便饭。但是，有时候患者往往会毫无意识地用撒娇的语气吐露真言。如果治疗师能够仔细地把这些看似无用的话语收集起来，那也可以说是确实无疑、可靠有效的信息。当然，根据实际的治疗情况，如果在治疗过程中，叙述琐碎小事本身就是治疗步骤一环的话，那么，这里的强调也就意义不大了。

作为Ａ君的主治医师，我对他在日常生活中由症状带来的痛苦，应该说，是把握得非常清楚的。但是，对于他如此早期就对死亡有所准备，我是完全没有察觉到的。换言之，对于他的很多部分，我还是不怎么了解。尽管如此，回首相处的十年，包括治疗的早期阶段，我始终是每个星期默默称职地实施治疗。那段期间，我并没有硬要他服从我，同时，他本人也没有强烈的依赖心。使我惊异的是，他即使被病魔折磨得十分痛苦，也是始终前后一贯、彬彬有礼、穿着打扮整整齐齐，对于他每次准时前来接受治疗，我始终持有感激之情（通常是下午预约外来就诊，每周就诊三十分钟）。

就Ａ君"遗书"的文体来看，我们也能轻易察觉到，除了表达幻听的、对妄想对象的攻击性的语句以外，其他部分都非常不错（包括语言表达向外传递出的感觉），甚至能说是一种有品位的表达，也包括对父母、对两个弟弟的善良体贴之心。

A君的自杀是有准备的。他自制了手枪，那把手枪的外壳是磨了又磨的铁管，铁管中装有一发子弹，这是用焰火的火药小心翼翼操作而成的。如果允许我在此表达，这可以说是一个"壮烈"的死亡计划。

A君是在深夜写完了遗书。除了文章中的最后几行文字有点杂乱，可以看出其他部分都是内心沉着冷静写下的字体。写完这样一份遗书，他便即自杀。听A君的母亲说，当时房间中没有丝毫的零乱，A君除了被鲜血染上以外，人体呈非常安稳的姿态。听到那样描述，我立即联想到了宫泽贤治的名作《滑床山的熊》中，熊和主人公小十郎的故事。

如今回想起某个就诊场面

我回想起某个就诊的场面，那也已经过去了近二十五年。记得那天，A君带来了一根磨了又磨的铁棒，不是手枪（说不定那也就是用来自杀的手枪的原形），看起来是一根工业废铁管，不过明显地可以看出磨得光亮，上面还开有两个孔。A君手拿铁棒，似乎很沉，有点倾斜的样子。他把铁棒给我看，说是在磨铁棒的那段时间，内心最为稳定。说完后，他放下铁棒站立到我身后，问道："医生，如果忽然有人站在你后面，你害不害怕？"我回答："那当然要看情况。你说的是什么状态？"于是，他就拿了一把椅子放在我身后，坐在上面，略微沉默了片刻，丝毫没有发出声响。也许是我个人的心理作用，感觉当时的寒冷之意或许是来自那根铁棒。A君开口说了这么一句话："就像现在这样。这么信任我的人，恐怕也只有医生你了。"被他那么一说，我确实觉得没什么危险，看起来也并不是那么可怕。换言之，当时的我，也是太没有防备意识了。那次面谈A君到底是在向我发出什么信息？难道他不正是在隐约地述说想要自杀？对于我极其迟钝的反应，或许他是感到百般无奈。在A君自杀的两年前，有过这样一场面谈的细节。我无论如何也没预料到，他早就开始磨制铁棒，为制作手枪做准备。

我展现出的健康过度的姿态也好，毫无防备的姿态也罢，果真对A

君是没有丝毫的影响吗？面临这种场面，到底如何考虑共感之情？我究竟要具备何等条件，才能和他分享一种共同的境界？对我来说，那至今依然是一个谜。自从经历了那场面谈，当我想到 A 君是如此信任于我时，对于他选择的悲壮的一幕，我始终痛恨于个人的迟钝不堪。

因治愈向好而家人高兴至极之际的死

案例 2：患者 B　精神分裂症　女性　23 岁

这是我到京都以后负责治疗的一名患者。当时在大学附属医院和某家医院同时兼职的 C 教授即将从市中综合医院精神科退休，所以由我接替了他。和 C 教授一样，对于患者 B，我只是周六出诊，前后和她相处了十二年。

患者 B 是女大学生，长得苗条纤细，看起来很漂亮。说到为何发病，是在她刚过二十岁生日不久的某一天，在大学校内举行的某个联谊活动中，突然间惊奇意外地被 N 君说到想和她谈恋爱。其实，女孩本身暗恋着另一个男孩 M 君。被 N 君那么一说，她倍感意外。在和大家吃饭聊天去 KTV 时，突然伤心地哭了起来。她边哭边说："N 君，其实我有喜欢的人，实在对不起。"自那一幕以后，女孩就始终难以入眠，说两耳始终有幻听，随后身体状态持续不佳，所以不得不开始了住院治疗。

患者 B 起先是由 C 教授负责治疗，我是在她接受治疗三个月以后，两年半的外来就诊治疗计划的途中开始接任的。对于详细内容，我予以省略。患者 B 每周按时来医院就诊，在我接替负责治疗的几个月中，幻听妄想等阳性症状已经消失，阴性症状也开始渐渐消退，至此为止不去上学的现象也有了改变，回到了迟缓了两年的原来的班级，看起来一切都很顺利。当时，患者 B 说，没有了睡不着的感觉，其他也没有什么特别不好。她神色表情良好并且极其自然，原先来治疗时始终需要家人陪伴的她，也是独自来到了医院。对于她看似健康的状态，我甚至出现了疑义，难道她真的是精神病患者吗？说是精神病，那应该也只是一时性的心因性反应吧。患者本人状态恢复，固然是件好事。就药物来说，主要服用的药已经很少，附加的也是有无均可的程度，就诊频率也变成了隔周治疗。患者B说状况大有好转，有一次她把母亲也叫来，说自己完全康复，可以出院了。既然当事人那么说，那我也就和她母亲说："我们还是尊重她本人的判断吧。万一失眠再发，也可以主动来医院找我，我还是会一如既往，专心负责的。"就这样，按照患者B本人的愿望，我答应了让她出院的要求。

事情发生在三星期以后的某一天。意外的是，患者B的父亲独自来到了医院。他说，女儿从十楼跳楼自杀了。对于突如其来的不幸消息，我哑口无言，无语相对，立即询问了具体细节，女孩的父亲这样说道：

我们家女儿那么开心，说真话，还是上中学以前的事了。高中……上了大学，她也是整天负担重重的样子……出院后，她慢慢恢复了正常生活……医生，最让我们高兴的是，她平时在家里也开始唱起歌来。房间里传出女儿的歌声，听了真是很开心。啊，我们家总算也迎来了春天。就在我们全家高兴的那一刻，事情发生了。我们怎么也想不出女儿自杀的理由。她去过迪士尼乐园、志摩西班牙村，唱过KTV。是她东奔西跑感到累了？是我们家里人过于高兴了？开心太流露在脸上了？女儿没有留下任何东西，唯一的一本日记本里，也没有看出含有想自杀什么的语句……难道她当时的健康都是故意装出来的？

我手中有一盒磁带，是患者B在出院之前自己录制的，其中是她演唱的两三首歌曲。我再一次听了那盒磁带，从女孩动听的歌声中，我很难察觉出她内心阴暗的一面。完全可以听出，这是她发自内心演唱、精心录制的一部音乐作品。

在患者B的葬礼后，她的母亲告诉我，那盒磁带中录制的都是女儿很喜欢的曲目，尤其是《贝壳之歌》和《海边之歌》两首，母女两人都有共同的美好回忆。还有一首《森林小熊》，据说是写到了女儿对暗恋已久的 M 君的回忆的片段。

　　拾起漂亮的花贝壳，送给离我远去的你。究竟要过多久，你才能随波而来。去年浪漫无瑕的海边，如今我独自一人徘徊……

　　疾风激起浪涛，鲜红的衣裳被海水溅湿，疾病中的我早已痊愈。抓起海边粒粒雪白干爽的沙粒……

　　某一天，我在森林中偶然遇上了可爱的小熊。樱花盛开，森林繁茂……小熊喊叫迅速快逃。我加快脚步逃、逃、逃。没想到小熊朝我紧紧追来。他小步子前来追、追、追……

大家也许觉得是伤感的歌词。听到磁带中如此清纯的声音，我至今还会询问自己：女孩为何会选择自杀？难道她也和电影《家族之苦》中的女主人公有相同的心境？不，那不可能。是我对她的悲伤根本没有真正的理解？对于女孩的自杀，我至今无法得到真相。

当我结束稿子的撰写，在寻找相关资料时，无意间看到了个人十五年前的绘画日记本，我想在此转载片段来结束本稿。重新阅读日记以后，我才意识到，刚才有关患者 B 的记录是来源于我的回忆。所谓女孩父亲亲自来医院告诉我孩子自杀的消息，其实，那是接到的一个电话。

一九八九年十二月二十八日　星期四（晴天）　意外寒冷

　　早上刚过七点，大女儿接起电话叫醒了我，是患者 B 父亲打来的电话。

　　"昨天晚上，我们家女儿跳楼自杀了……第一个通知的是照顾女儿的医生。"父亲的声音无比悲伤，我立刻从半梦半醒的状态中完全苏醒，并给他们回了电话。"……女儿的日记中写到，那不是医生的事……现在……警方正在查找死因。"

　　依然可以听到对方悲伤哭泣的声音。我内心复杂，刹那间无言以对，瞬时想到何时举行葬礼。又过了片刻，我再一次拨通了对方的号码，他们告诉我，遗体告别仪式是在今天晚上。当天早上大约花了一小时，完成了 N 大学的 J 老师研究论文的评语，随后的三十

表达性心理治疗：徘徊于心灵和精神之间

分钟，我写了一首送给患者 B 的诗歌。我把它录到磁带里，装入了我爱人买来的香袋，手中拿好了佛珠，立即赶往电车车站。根据当天天气预报，气温下降到零下。恰巧时逢年末，上班族陆续回家过年，出租车等了将近半小时。今年冬天如此寒冷，刻骨铭心。幸运的是，出租车司机为人和蔼，晚上七点十分左右已经到了目的地 S 寺庙。告别仪式的规模不小，出乎了我的想象。出席者中有市长 Y 先生、女孩父亲公司的上司，还有女孩所毕业大学的老师等等。会场中可以看到几名和患者 B 同龄的女孩，也是她的同班同学或者是后辈。女孩母亲看到我时，已经哭得泣不成声。我把刚录制好的诗歌给了她，自己默念了《般若心经》教典以后，为女孩点燃了几根香。患者 B 的牌位旁边树立着"南无大师遍照金刚"的牌子，寺庙的和尚在念经，所以立刻知道他们家是信仰真言宗的。返程之际由于我忘记了预约出租车，后悔不已，幸亏患者 B 的叔叔有车，顺便送我到电车车站。回家路途畅通，几乎不到一小时，也就是在九点零二分就回到离家最近的车站。回家打开邮箱，领取《生与死的医疗》的执笔稿费的通知寄来了！南无阿弥陀佛 B 女孩！

在严冬的星空下祈祷——致女孩 B

只是孤独空虚地远望天空，

等待早知无可归来的你。

虽然我们约好不能选择死亡之路，

但是我似乎没有得到你真正的承诺。

个人固然可以自由选择生死命运，

然而你却恰巧是在迎来了灿烂光明之际选择了死亡。

短暂宝贵的生命仅有一个，

对于所有深情关爱你的人，你没有留下任何信息，

默默地消失在寒冷的夜空中。

即使说暖冬，寒风刺骨的感觉我也刻骨铭心。

你的内心世界也必定寒冷至极⋯⋯

我使劲哼唱你过去喜欢的歌曲，

只是独自不停地流泪。

叹息未能体验到人生快乐与精彩的你，

如今只能祈祷灵魂的安息。

重症监护室（ICU）的怪异

案例 3：急性心因性症状反应　17 岁　女高中生

我把这名患者叫小 D 吧，是一名高中生。在小 D 就读的学校里发生了某个事件，她被学校看作事件的领头人物，被点名并受到严厉批评，惩罚停学几天后，小 D 开始拒绝上学。对于学校的处理方式，家人感到不满并提出抗议，但是学校老师也是强硬对抗，毫不退却。由此，小 D 在校内动起刀子，就此被带到了精神科治疗。

初诊时的小 D 丝毫没有兴奋的情绪，强调自己被带到精神科治疗完全起因于学校。她具体列举了学校的问题，并且阐述了个人的意见。听了以后，我并没有感到那是来自她个人的情绪，或者是某种病态带来的妄想。但是后来，小 D 又对班级中的几位女同学挥动起刀子，被学校再次命令停止上学。她随后大量服药，导致了不得不住院的结果。每天跑来医院看望的家属，对学校的恶劣的态度极度愤慨，悲叹为何只是自家女儿会有如此不幸的遭遇。

我是小 D 的主治医师，糟糕的是，不知道小 D 从哪里弄到了刀子，她在病房内用刀子割破肢体数处，鲜血到处乱流，乍看就是负伤累累。由于需要处理伤口和实施手术，她不得不被转到外科的重症监护室（ICU）接受治疗了。

我感到小 D 出现精神异常，是在她进入重症监护室以后。小 D 始终用奇妙的语调说话，简直像在说宇宙语。对于作为主治医师的我，她也断断续续地说："我……根本……不能够……相信。为什么……你……是那种样子……来看我？"对于她的疑问，我完全能够理解。重症监护

表达性心理治疗：徘徊于心灵和精神之间

室内的治疗，无疑是在毫无细菌的环境中进行的。精神高度紧张的小
D，看到周围所有人都是全副武装，护士固然不用说，前来临时看望的
笔者也是那种样子。这是小D急性的心因性疾病导致的结果。我也是
首次体验因患者全副武装的装扮而无法进行面谈的经历。

　　某天早上，我突然被叫到了重症监护室。我还没来得及穿上严密的
工作服，就立即赶到了小D的病床。不见人影。立即询问负责护士，
说大家都在院内寻找，我也自然成了搜索人员。最终，在重症监护室的
厕所里找到了自杀了的小D。当时，她使用了马桶旁边擦手用的胶布。
小D将极长的胶布拼命系在一个固定的支点上，然后将胶布的另一头
三层四层地紧紧地环绕在自己的脖子上，随后加上了浑身的力量，以至
断气身亡。

　　当我和护士们看到这种情形，立即用剪刀剪断了连绵的包带，把她
搬运到床位上，我们几乎实施了所有的救治之术，最终她还是难以复
活。其实，可以说小D的自杀是一种抗议，是坚决抵抗到底的死。令
笔者更为惊异的是她的葬礼。根据小D的故乡半岛的习俗，葬礼必须
雇用职业哭泣女。那种能够通天的悲痛的哭喊声完全深情演绎了那个场
景。它表达了包括死者本人、家人以及所有人的悲痛的心情。那一连串
的习俗，前后展开的步骤经过，对于作为精神科医师的我来说，显然是
采用任何手段都无法完成的。事实上，看到这种场面，我也难以抑制内
心的悲痛。我也一直认为职业哭泣女具有独特的存在意义。现在略微冷
静地回想，那个案例也是我较为早期经历的边缘性人格障碍患者的
个案。

第十章　遭遇自杀者（二）

服药自杀

我回想起在过去的三十七年的心理治疗生涯中，遇到服药自杀的患者共有两名，她们都是我在精神科临床治疗中遇到的。其中一名勉强得救，另一名则不幸成了不归之人。也就是说，在总共九例（患者死亡）个案中，有一名是服药自杀。在此，我想思考究竟是何等原因导致了患者的生与死的结局。

案例4-1：患有癫痫病的拒学症女孩　小E　初诊年龄14岁　自杀时22岁

对小E治疗前后总共八年，在本章中会记述其中的片段。

案例4-2：患有体臭恐惧症的拒学症女孩　小F　初诊年龄14岁　自杀未遂时22岁

对小F的治疗一共花了七年。关于个案内容，我已经在东京大学出版会出版发行的《精神分裂症的精神病学（第六卷）》（安永浩编，1977）和正巧今年春天出版发行的个人作品《山中康裕著作集・第六卷・灵魂的显现》（岸本宽史编，2004）中有所记录，在此，我只是简单介绍。

我提到的这两名患者，恰巧她们在初诊时的年龄和前后治疗的年数上都相当接近。也许可以说，这正是让我们思考区分生死境遇的最为合适的两个案例。

封锁外来就诊事件

我想先说一个发生在医院内的封锁外来就诊的事件。这看似与案例

4−1小E的治疗过程没有关系，但是，其中确实蕴含了一个本质性问题。

不得不说，精神科外来就诊被封锁的前后期间，院内以及周围环境发生了不小的变化（对于本章介绍的最后一个案例来说，这起事件相当关键）。要说实话，就在小E死亡的两年前，我被工作许久的京都市中Z医院解雇了。前面也提到，那是C教授介绍的，我是每周六负责治疗。被解雇，主要有两点理由。首先，起先录用我的院长离职，医院迎来了一位新院长，医院整体的经营方针有了大幅度改变。说到个人理由，笔者长久以来负责神经科外来治疗。我几乎都不打针，也不给患者服用药物，当时对笔者实施的心理疗法，周围还得知甚少。依靠心理疗法的笔者的外来就诊治疗，在经济上不仅毫无盈利，而且始终大赤字。由此，自然被医院解雇了（从医院角度考虑，那当然极其合乎情理）。对当时在新院长的工作体制下，必须立即废除神经科部门的决定，我向院方提出需要三个月的衔接时间的要求。

其实，我是想把负责治疗的每一个患者都联系安排到相关适当的医院里，想把他们介绍到京都市内或许是郊外的医院或诊疗所，考虑到那个安排的时间，最少也得花费三个月吧。通常只是每周六负责治疗的我，一般有四十名左右的患者，不过，我在随后的整理中，居然发现有一百零五名的患者来医院接受我的治疗（每周固定就诊的患者大约十五名左右，他们中的大多数是隔周治疗，不过也有隔月治疗的患者）。

对笔者来说，适当联系好能够接纳这一百零五名患者的医院或诊疗所是最大的工作。我找出医学会总会会员的名册，以现在所处的Z医院的地理位置为中心，在附近十公里以内的范围进行重点查找。我向每一位医师发送信件，询问他们各自大致能够接纳多少患者等等。最后确定将近有二十所医院会协助我的安排。与此同时，对于患者，我也做出了周到的安排。对于这二十所机构所处的地理位置，在职医师的具体情况，包括医师的性别、大致的年龄、工作经历、擅长的专业领域都做了

第十章 遭遇自杀者（二）

103

调查（比如，有的擅长精神分析，有的则擅长癫痫治疗等）。此外，我还详细询问了在各自的医院内是否配备有专业的心理治疗师。我把所有收集到的资料向患者们公开，随后让他们按顺序选择出自己的第一、第二、第三志愿，实施了数据统计。惊奇的是，对患者来说，他们选择第一志愿的理由既不是医师的工作经历，又不是他们的知名度，也不是医师是不是专业的心理治疗师（调查结果也清楚表明，即使非常有名的医师也未必能够得到患者极高的评价），而是"离自己家附近车站最近"。总共一百零五名患者，二十所医疗设施，我希望平均每家机构能接纳五名左右患者。结果，碰到了对同一家诊疗所竟然有二十名患者同时抢占的局面。那必定给诊疗所带来很大不便，我深感抱歉，同时，也有几家诊疗所是毫无一人（这也可以说明患者对医师的评价）。

我为何要如此详细记述这些？因为我工作了十二年的医院其外来就诊业务被取消，自己也被解雇。正如以上提到的，在我负责的一百零五名的患者中，本节中的小 E，和随后篇幅中提到的小 H 两名，她们俩都是选择了家附近的京都市郊外的某个诊疗所。而遗憾的是，由于各自和负责治疗的医师关系不和，最后不得不停止治疗，就在那以后，小 E 服药自杀。

那一天，小 E 的家人给我打来电话，说她服用了大量安眠药，失去了意识。我立即指示他们赶快叫辆救护车，把她送到医院，到医院后必须先清洗胃。遗憾的是，女孩还是没有被救过来。

想起小 E，我有很多回忆。在此想记述一些和她在治疗过程中围绕音乐的小插曲。对于小 E 而言，音乐就是我所说的、她个人的"窗口"。当时，随着治疗的持续，我得知小 E 非常喜欢流行音乐，于是，就让她把平时收藏的 CD 中喜欢的歌曲，或者是电台广播里的听众所点的歌录制到自己的 MD 中，并在就诊时带来。就是那样，我们俩用随身听耳机来听其中的音乐。她用右边的耳机，我用左边的一半。随后，我先说感想，她再给予回应。这就是外来就诊十五分钟里完成的课题。以下是从小 E 开始接受治疗的第一次到最后一次，按照前后顺序，在总共半年的期限内选择的曲目。

表
达
性
心
理
治
疗
：
徘
徊
于
心
灵
和
精
神
之
间

编号	歌手（组合）与歌曲名
1	GLAY "Winter again"
2	椎名林檎《罪与罚》
3	灰色银币 "Garden"
4	仓木麻衣 "Love, day after tomorrow"
5	平井坚《乐园》
6	Hide with Spread Beaver "Tell me"
7	Dreams Come True《三日月》
8	安室奈美惠 "You are the one"
9	相川七濑 "Loving you"
10	彩虹乐队《终章》
11	彩虹乐队《荆树的眼泪》
12	灰色银币 "Jealousy"
13	地球乐团 "Biting her nails"
14	B'z "Alone"
15	花花乐队《再见我最爱的人》
16	ACO《喜悦盛开的鲜花》
17	矢井田瞳 "My sweet darling"
18	小柳由纪《天空坠落》
19	Chara（佐藤美和）《意识到珍惜的可贵》
20	DA PUMP "Come'on be my girl"
21	aiko（柳井爱子）"Boy friend"
22	JUDY AND MARY "Classic"
23	爱的魔幻乐队 "Last smile"
24	Tina《樱花》
25	Tina《迷路》
26	宇多田光 "Can you keep a secret?"
27	SOPHIA "Walk"
28	鬼束千寻《月光》

　　除了对灰色银币和彩虹乐队两个组合，小E同时各自挑选了两首歌曲以外，其他都是不同的歌手或者组合。至少从这些曲目的名称来看，那和小E随后的自杀没有什么特别的关联。在实施这种治疗方式以前，小E有时隔周来医院一次，有时是一个月来医院一次，时间比较分散。但是，当实施了这种方法以后，她几乎每周都准时地来到医院，对她来说，音乐确实是一个很好的"窗口"。我们从曲名中可以察觉到阳性转移的可能，但是她与笔者之间的关系非常稳定，治疗的过程也很顺利。

在这些曲目中也隐约包含了传送给我个人的信息。总体来说，小 E 内心安定，毫无动摇的姿态，我们能够从曲目的名称中感受到。

意想不到的是，由于以上提到的外来就诊停止的缘故，结束对小 E 的治疗后，我接到了刚才描述的来自她家人的自杀的联络电话……对于小 E 的自杀，我能做什么，我应该做什么，这也是给笔者留下的课题。这是在我内心留下无数遗憾的自杀者的个案。如今，也只能预祝她在天堂里幸福。

我们可以用小 E 的案例和小 F 的案例来做个比较。笔者接到电话那天，正巧在大学附属医院值班。打来电话的是在很远的一家医院工作的消化科的医生。他说："小 F 吞下了时常服用的安眠药三十二颗，现在把胃洗干净了。欣慰的是她恢复了意识，等到状态稳定，那就把她送到你那儿吧。"我惊异地问道："你们是怎么知道我现在的工作地址的?"于是，他说："在小 F 服药的纸袋上印有山中的名字。她本人恢复了意识，嘴里轻声说起了你的名字。"值得注意的是，虽然小 F 服用了大量的安眠药，但是她并不是一下子吞下，而是数一颗，咽一颗，显然那是"寻求救助"的举止。对于这一紧急事件，可以说，医院的处理方式是非常得体到位的。

随后到我这里的小 F，她的下半身已经麻痹，每天在母亲的搀扶下开始做简单的双脚运动。当然，治疗又重新开始。实际上，当时的她明显表现出幼儿化倾向，这种状态也是实施心理治疗非常好的一个机会。

如果考虑两名服药自杀患者的差异，可以说，是在接纳医院的处理方式上的差异。当然，她们个人运气上的差异也是一个事实。如果再深刻思考，那还可以联想到笔者是否在自身能够实施住院治疗的医院中工作的事实。即使强调外来就诊，应当说如果主治医师不能实施住院治疗，对患者来说，也是一个致命伤。小 F 后来和我恢复了良好的治疗关系，最终也彻底从病魔中得到了解救。相反，刚才也写到小 E 由于接纳医院的地理位置的改变，无奈被终结了治疗过程，最终招致了不幸的结果。我作为一名治疗师，内心留有太多的遗憾。合掌祈祷。

自缢

　　在笔者遇到的九例患者死亡的案件中，自缢患者有三名。其中一名已经记述，是在重症监护室厕所中因急性心因性反应而自杀的 D 君。此外，前后相处十年的抑郁症男性患者 I 君（56 岁），他是在京都家里自杀的（关于这名患者我也有很多回忆，如今依然难以执笔）。剩下的一名是以下即将提到的 G 君，他是一名精神分裂症患者。

　　G 君和过去提到的用自制手枪自杀的 A 君非常相似，他也是 K 教授退休后，由我接替治疗的患者，治疗时间大约四年。G 君始终默默无闻，平平淡淡，两周来一次医院。他非常准时，从不缺席，不过，终究耷拉着沉重灰暗的脸颊。G 君的父亲是某个规模不小的公司的社长，有时会陪儿子来到医院，母亲却一次也没有见过。

　　据说 G 君是借用了家中庭院里的松树的树枝自缢身亡的。通知我的是他的父亲，那是在事件发生半年以后。笔者也无可奈何。最为遗憾的是，在治疗前后的四年中，一次也没有看到 G 君的笑脸。回忆和他的过去，只是对一张采用风景构成法的绘画作品感到遗憾。这是在他自缢前约一年半时候的作品。其实，作品中明显出现了自杀的信号。正如石川元氏所点评的，架设在河流上的铁桥并不是黄色三角形，明显当中是断裂的。火车从画面的左侧开往右侧，铁路轨道明显断裂，如果依然往前行驶，必定掉入大河之中。对于这个画面的含义，当时的笔者没有深思熟虑，如今回想起来，实在羞愧不已。合掌祈祷。

饿死

　　与笔者相关的自杀患者中，最为壮烈的应当说是用自制手枪选择自尽的 A 君。不过，以下介绍的个案在另一种层面上也可以说是壮烈之举，我把那名患者叫小 H。正如以前写到的理由，在小 H 自杀的两年前，我迫不得已终结了对她的治疗。如果要说这和小 E 案例的关系，确实也没有很大的关联。但是，对笔者来说，对她治疗了前后大约三年，忽然间的死，我当然不能轻易接受。我没能直接着手此事，内心终究感到悲伤，甚至自责。小 H 死亡的消息是我从小 E 母亲那里得知的。具体来说，在小 E 死亡后，笔者必须具体书写死亡前的治疗经过，需要相关资料，那时小 E 的母亲来到医院，我是无意间知道小 H 的不幸消息的。

小 H 的死，可以说是在另一种意义上的壮举。当时得知消息后哑口无言的一幕，如今我依然难以忘却。患者小 H 是受过虐待、具有严重厌世倾向的女孩。在选择转换医院时，她希望找一家离家近的医院。没想到，她最终和随后的主治医师关系不和，但是，女孩本人又不愿意再寻找其他的医师。小 H 和小 E 是我在以前所奉职的 Z 医院里认识的，据说两人经常保持联系，当小 E 知道我好久没有与小 H 联络后，她告诉了母亲，恰巧母亲有事去小 H 家的附近办事，发现家门被锁得紧紧的，也没有人在家。小 E 的母亲感到不太对劲，随即询问了周围的邻居。过了几天，警察赶来调查，才得知小 H 在家整整待了两个月，丝毫没有吃东西，日记中也没有写到任何理由。从她床头边遗留下的物品中判断，是事前计划中的死亡。小 H 长久以来始终是一个人生活，周围谁都没有发现她死了。据说在死后的第二周，专门负责发放生活扶养费的人到了她家才发现她的。

没有想到小 H 在临终时身边没有任何人。她不吃不喝，也没有给周围人增添任何的麻烦。从如今的社会环境来看，活生生饿死是超级罕见的。显然这源自患者坚定的意志，是个人选择的结果，可以说是壮烈的临终。合掌祈祷。

结束语

各位读者会指责笔者是过于伤感吗？其实，要说治疗师和患者之间的关系，不得不涉及类似恋爱或者是相互仇恨等极为深度层面上的交往。由此，治疗过程也可以说治疗师是在体验危险场面。通过笔者如此

表
达
性
心
理
治
疗
：

徘
徊
于
心
灵
和
精
神
之
间

详细的记述，希望每一位读者都能够较为深刻地意识到这一点。当和患者之间建立"治疗关系"时，对于作为治疗师的我来说，必须明确规定治疗费用，限制治疗时间并限定治疗场所。说到和患者在现实中的人际关系，我始终在治疗室内实施"完全倾听法"。其他因素都留存于内心或者是摆放在幻想世界之中。同时，对治疗过程中究竟发生了什么、到底自己在做些什么等具体细节，在尽可能范围内，我都会有意识地去把握。

第十一章　相识并行走于荣格心理学：
围绕曼荼罗的象征性意义

相识荣格

笔者知道荣格的名字是在大学医学系念书的时候，恩师岸本谦一教授的《精神医学讲义》在解释心理分析、无意识等概念时提到了荣格。恰巧当时日本教文社发行了《弗洛伊德全集》（共十七卷）和《荣格著作集》（共五卷），我努力地学习。此外，《心理类型》（1912；高桥义孝译，1955）、《心灵的构造》（1934；江野专次郎译，1955）等书中，确实也留下了阅读的痕迹，由于难解，我的大脑中没有留下丝毫印象。不过，1967年在我研究生毕业之际，培风馆出版了河合隼雄先生撰写的《荣格心理学入门》一书，才真正让我理解了荣格心理学的核心。与此同时，我将在以下撰写，我在接触了卡尔夫沙盘游戏疗法以后也对荣格心理学有了很深的理解。1975年我在位于名古屋的南山大学工作，得到了短期访问（三个月）瑞士的机会。到了瑞士，我无意间得知要在旧市政大厅（altes Rathaus）举行"荣格百年诞辰纪念展"的消息，当我走进那所大厅，正巧大屏幕中放映着有关荣格的影片，画面中他说着略带方言口音的英语，用温和的笑容迎接了我的到来。

初识曼荼罗

由于当时的实习制度，笔者大学医学系毕业是1966年，去精神科工作是 1967 年。那年正是所有计划参加医师国家资格考试的学生们经历了前所未有的实习制度斗争后的一年（本人出乎意料成了全国医学系学生联合会的中央执行主席，负责关西九州地区。还记得当时在京都府立医科大学旁边的茶坊内策划如何走遍神户大学、鸟取大学、名古屋大学等各所大学）。结果到了第二年，实习制度被废止了。（为避免误会，我想在此顺便提一句。笔者的立场并不是参加大学斗争等等的政治活动，我只是盼望废止违反了患者和市民利益的实习制度，建议重新制订实地训练的要求。）

　　1967 年我被大学医务局派遣到名古屋市内的医院，1969 年起，转到了三河地区的医院，在那里我偶然遇到了一名精神分裂症患者，随后结识了位于蒲郡的一所真言宗寺庙的长老，可以说是命中注定吧。这名长老善意地将珍藏中的书籍文献借给了我，阅读返还之际，他还介绍我到高野山大学图书馆去看看，所以我也顺便走访了那里，看到了栂尾祥云大师的著作，这和上次提到的河合先生的著作也有很大联系。当时，我在医院内实施绘画疗法、箱庭疗法，在患者们的作品中看到了被荣格称作曼荼罗的图形。1969 年在京都不定期举办的箱庭疗法研讨会上，心理治疗师大谷不二雄先生发表的案例中涉及了曼荼罗图形，当时笔者提出了部分观点，研讨会的主席河合先生便给了我一个课题："山中君，那你就把曼荼罗图形细查一遍，到时候在这里发表一次吧。"笔者的发表时间是在 1973 年，恰好紧接在我翻译了卡尔夫女士的 *Sandspiel：Seine therapeutishe Wirkung auf die Psyche*，1966)[1] 之后。

何谓曼荼罗

　　根据日本曼荼罗研究第一人栂尾祥云大师的著作《曼荼罗研究》（首版：1927 年 8 月，高野山大学出版部；全集版：1982 年 2 月，临川

---

①　《沙盘游戏疗法》（新版），山中康裕监译，河合隼雄解读，诚信书房，1999。——译者注

书店发行），在印度最古老的文学书《梨俱吠陀》中记载道，曼荼罗是"分隔"的意思。梨俱赞歌被分隔成十段，分段之间都有一个"曼荼罗"。叙事诗《摩诃婆罗多》中的曼荼罗表示"军队""境内""伙伴"。佛教《巴利圣典》中记载的"地一切入曼荼罗"（Pathava-kasina-man-dala)，是指"圆轮"或者"团圆"。真言宗中的曼荼罗综合了"本质""场所""坛""聚集"四个概念。Manda 原本指精髓、本质。la 是一个结尾词，表示"具有"。所以 mandala 是指具有精髓本质的东西。这里的"精髓本质"表示到达了"领悟"的境地。《大日经》具缘品中简洁地记载道："曼荼表示本质，罗则表示成就，由此，曼荼罗表示事物的本质。"（以上均为笔者引用归纳）可以说，日本近代有关曼荼罗研究的起源都在于此。栂尾祥云师在著作的引言中明确地写道："曼荼罗代表了一个具有灵性的宇宙的缩影，其中含有宗教、哲学、伦理、艺术。它并不只是真言宗的专用之物，其包含着意味深长的意义，也应该是各个不同领域研究的对象。"其实，大师早在七十多年前就准确预测到了现状。

关于荣格的曼荼罗

精神医学者荣格在二十世纪初刚作为精神科医师治疗患者的过程中，患者们向他述说梦境中多次出现不可思议的正圆、正四角形态的图形，有的则是与四或者四的倍数相关，这就是随后被称为曼荼罗的图形。荣格本人在自己的梦中也有同样的体验，画出了类似的图形。

荣格在《自传》中这样写道：

我的曼荼罗图形是我的自性（Selbst，Self）的一种记号。我清楚地知道，我有一个中心。随着时间推移，我能够自由生动地表现出自性，那就是我。自性可以被看作构成我个人的宇宙的每一个（单一）元素，曼荼罗就是从单一元素的自性中具体表现出来的东西，它和灵魂的小宇宙中的本性相对应。曼荼罗是一个中心，它代表了所有的道路，是通向中心的道路，也是通向自性化过程的一条道路。〔Jung CG（1961）*Erinnerungen*，*Träume*，*Gedanken*，S199-200；笔者拙译〕

与弗洛伊德在理论观点上的不同导致两者关系破裂后，荣格迷失了方向，陷入了无所适从的低谷。他经历了近似于精神分裂症水准上的彷徨迷惘的状态。荣格在湖边的沙滩上、在别墅的石墙上、在冥想的房间的墙壁上、在庭院中的石碑上，到处都绘制出（雕刻出）相同形态的图形。当荣格受到友人卫礼贤的邀请，希望撰写中国道教的书籍《太乙金华宗旨》的解读时才知道，自己创作出的图形就是中国西藏所说的曼荼罗。

荣格这样写道：

> 经过了很长的时间，我终于知道什么才是真正的曼荼罗。成形，变形，永恒心灵的永恒创造，这便是自性，即人格的完整性。（Jung CG，同上，S199，笔者拙译）

我们可以看到荣格本人绘制的曼荼罗图形极其精致、非常细腻，每一幅作品都表达出了一个宇宙。以下我想介绍具有代表性的其中三四幅作品。〔笔者在田代有希女所编的《曼荼罗研究》（名古屋造形艺术大学纪要，2004）中附上了插图并给予了解读，详细内容敬请参考。〕

"世界结构图"（1916）

〔出处：Dunne C（2002）*Carl Jung*. Continuum，London，p. 57〕

这是荣格最早绘制的曼荼罗图形，亚菲（Aniela Jaffé）编辑出版的《荣格》中的第 76 页有介绍。出乎意料的是，书中只有插图，没有说明。插图的对页引用了荣格《自传》中一段有关形而上学之说的文章。笔者想运用撰写《孩子的心灵》时的手法，只是用语言来给插图做些说明。

> 整个图形呈现出同心圆构造。中间的圆内是蓝色和橘黄色的、8 条（4×2）照射出齿轮状的光线的太阳似的物体。再仔细注意，

每个太阳也都上下左右一分为四，并各自涂上了颜色。上面红色，下面红褐色，左面黑色，右面黄色。太阳的周围是三层卫星运转的环绕的轨道，外侧是 32 条（4×8）蓝色和黄土色的齿轮状的光线。在其外侧又是卫星运转的轨道、36 条（4×9）齿轮状的光线，在其外侧又是卫星运转的轨道。条条轨道之间按照上下左右顺序，从上往右的方向是蜡烛的火焰、圣杯，被树木切掉尾巴的昆虫的幼虫，叼含着红色和蓝色的心形物体的蛇。蜡烛的左右两边是长有翅膀的老鼠和长有翅膀的蛇，相互对应。在正中央的轨道中，上方是左右张开翅膀、双手左右张开的人的图形，右侧是南半球，下方是模仿吞没了蛇的、狮子样子的太阳。左侧可以看到地球的北半球。与其最外壳之间有十二颗恒星。左边是弓形弯月，右边是太阳。最外壳左边是新月，右边是行星。下边是刚才被狮子吞没的蛇的尾巴缠绕的状态。色彩多样复杂：轨道从外看去，右边是红色和蓝色。往左望去是黑色和绿色。图中的各种事物都包含着深度的宇宙论视点的意思。

"金色城堡"（1928）

〔出处：Aniela Jaffé（1979）Jung CG：*Word & Image*. Bollingen Series，XCVII，Princeton Univ. Press，p. 93〕

正是这副作品首次告诉了荣格，这就是在东方早以为人所知的曼荼罗（亚菲编，同前，p. 93）。作品的下方用德语写道："1928 年，当我画出这个金色的筑防森严的城堡时，卫礼贤从法兰克福给我寄来了这本关于金色城堡的中国古本，这不朽之体的胚胎。"接着是用拉丁文写下的一句话："天主教、新教中始终隐藏着的秘密终于被解开了。"在此，我把促使荣格绘制出这幅作品的一个梦记载在这里。

我站在一条大街中，这条街肮脏，漆黑一团。那是下着绵绵细雨的冬夜，是在利物浦，我和许多瑞士人走在一条黑暗的道路中。我们朝着高地方向在前进。到了高地，我往下看到被路灯淡淡照射出的广场，周围的道路四通八达。以广场为中心，整个城市大街放射线似的被划分开来。中央有个圆形水池，水池中有个小岛。四周烟雨弥漫，漆黑一片，唯独被阳光照射出的这座小岛耀眼闪亮。小岛上耸立着一棵玉兰树，周围遍地盛开着鲜红的花朵。玉兰树在阳光的照射下宛如自身是散发光芒的基点。周围的朋友们没有察觉到玉兰树。闻到树木散发出的清香，目睹阳光照射下的美丽小岛，我沉浸在忘我境界之中。（Jung CG：*Erinnerungen*，*Träume*，*Gedanken*，S201-202；笔者拙译）

"永恒之窗"

〔出处：Jung CG（1950）Zur Empirie des Individuations-prozesses，in Gestaltungen des Unbewussten，Tafel 32〕

这幅作品用拉丁文写道："1927年1月9日，友人赫尔曼·杰克去世，享年52岁。"荣格当时也是52岁，可以推测杰克是荣格的同学。

波林根别墅庭院中的石雕曼荼罗

〔出处：Aniela Jaffé（1979）Jung CG：*Word & Image*，facing pages，Bollingen Series，Princeton Univ. Press〕

荣格与弗洛伊德分道扬镳后，把自己关闭在完全没有电器照明等现代设备的波林根的别墅中。他用木材煤炭过着日常的生活，在石墙上、若干块石头上雕刻出各种各样的物体来安慰自己，那些石头是在别墅对岸的里斯特斯维尔（Richterswil）被挖掘出来的，所有的图形都出自荣格本人之手。整块石碑上雕满了希腊文字、炼金术记号，中央的手持灯火瓶的小人是霍尔蒙克斯（Homunculus）。在氏原宽先生翻译的《荣格：意象和语言》（亚菲编，诚信书房，1995）的扉页上，可以看到清楚的插图。

我写一件私人之事。笔者1975年第一次到欧洲，短暂停留在了波林根，我是坐着名叫克里斯蒂安·齐默尔曼（Krystian Zimerman）的人的船来到荣格之塔的。恰巧我遇到了荣格的长女阿卡莎一家。他们前来避暑，笔者也是酷暑之下汗流浃背。此外，我又想起1982年国际沙盘治疗学会（ISST）成立时，就在波林根荣格的这块石雕曼荼罗前，创始者们留下了珍贵的集体照。

笔者在治疗中遇到的数例曼荼罗图形

笔者起先是精神科医生，在随后的二十五年里，我又作为一名心理临床家，始终着手于绘画疗法、箱庭疗法等采用意象表达的一些心理治疗方法。在此期间，我亲眼目睹了患者们表达出的曼荼罗图形，以下想给各位介绍数例。

阿斯伯格综合征　5 岁男孩制作的道路曼荼罗（1973）

这名儿童患者特别喜欢画十字路口中的白色路标。整个作品的中央是交警站立的位置，呈现出一个菱形。菱形的外侧有四个右转方向的箭头、四条人行道和四个红绿灯。看起来，确实是简单的路标的作品。但是儿童患者本人对于这种左右对称结构的图形特别喜欢。从构造上可以说这个作品是曼荼罗图形。

神经性拒学症　17 岁男性箱庭作品中的曼荼罗（1967）

在这名患者的箱庭作品中曾经几次出现过曼荼罗图形，那些图形都是在朝着治愈方向发展的过程中出现的。在其中一例中，箱庭作品中央被沙子分割成了四个菱形，每一个菱形里被放上了贝壳和白色的石头。作品中央上部可以看到十字架，箱庭内侧的四角有四栋房屋，作品正中央有一个白衣天使的玩偶。

精神分裂症　23 岁男性绘制的"温柔的时钟"的曼荼罗（1968）

这是一名精神分裂症患者。他在脱离了高度紧张，精神状态得到稳定的时期绘制了这个作品。作品中央是一个温柔的时钟，四边用红色的框架围起。当我询问是否看到过萨尔瓦多·达利的作品时，他似乎毫无所知。不过，我也不否定他在其他场合见过这种图形。但是，即使那些图形留存在了他的记忆当中，从作品本身来看，我也不能否定患者当时的内心状态是与这些图形的意象有吻合之处的。看似飘荡在宇宙空间的各种物体也都是四方形、球形或者是圆锥形，显然是曼荼罗图形。

强迫神经症　24 岁男性的箱庭作品（1990）

这名强迫神经症男子制作的箱庭作品非常有特色。箱庭本身四周有

表达性心理治疗：徘徊于心灵和精神之间

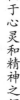

框架，但是他依然在箱庭中摆出了四角形的栅栏。栅栏里面再是一个四角形的草坪，草坪中有一座神像，草坪的四个角上放了四个贝壳，在箱庭框架和栅栏之间有很多可怕的昆虫及动物。比如，怪兽、蛇、蜥蜴、蝙蝠等等。四角形栅栏的周围种上了干枯的植物。

荨麻疹 25岁女性的绘画作品（1967）

这个案例曾经发表在我的个人作品《临床荣格心理学入门》（PHP出版，1996）和其他杂志媒体中，也是日本第一例拼贴画治疗的个案。作品的下方是大海，坐在船上的女性目不转睛地注视着画面中央出现的巨大的男性像（患者本人说那是一个巨大之物）。从空中右上方开始朝右往下转的方向，依次画着太阳、钟、钥匙、太阳和地球。这幅作品不是通常所说的直接呈圆形或四角形的曼荼罗图形。不过，我认为构成整个作品的四个要素（实际上是五个要素，我把它看成四加一的结构）和曼荼罗的特征是紧密相关的。

对曼荼罗的分析

笔者以上简单笼统介绍的荣格心理学中的曼荼罗图形，以及在我个人的精神科治疗乃至心理临床治疗的实践过程中遇到的患者们作品中出现的曼荼罗图形，只是其中的一小部分。那么，到底是在何等场合下会出现曼荼罗图形呢？接着，我想阐述个人的观点。

首先，据我的观察，所谓的曼荼罗图形，通常会出现在治疗过程中的两个时期。第一，是在患者脱离了混乱状态，返回正常的状态的途中。第二，是完全相反的状况，即在患者完全陷入混乱状态的情况之时。往往在那个时期可以清楚地看到，患者们正在努力拼命地寻找自我。

如果把这两个时期综合起来考虑，用数学用语来表达的话，可以说是高等数学上所指的曲线上凸下凹的分界点，也就是说，曼荼罗图形通常出现在一个分界点上。

那么，如何考虑荣格所强调的呈现自性的观点呢？笔者近来着手治疗的个案（省略）的作品中也时常出现曼荼罗图形和患者本人思索中的图像形态，明显能够感受到他们是在寻求自我，拼命在为自己寻找一个安全地带。比如，在沙盘游戏疗法的实践过程中，他们会把自己的形象象征性地寄托到作品中。所以，那些作品中的曼荼罗图形，也可以说与荣格所强调的曼荼罗图形相同。

那么，这里的曼荼罗图形和刚才提到的治疗过程中的分界点中的曼荼罗有何等关联？笔者认为，在自闭症患者、精神分裂症患者陷入极其严重恶劣的病态之时，支撑他们本人的曼荼罗图形便是他们在此关键时期呈现出的象征性自我的表现。此外，当神经症患者从混乱状态中逐渐恢复，寻找到新的生活方式时，那也是象征性的再生自我的表现。如果我们这样思考，对于荣格观点中的曼荼罗的自性化象征，就能够理解接受了吧。

那么，这里所说的曼荼罗和佛教中尤其是真言宗中的曼荼罗又有何关系呢？以下是笔者的一个大胆的假设。在曼荼罗图形形成以前，当时的僧侣通过内心，看到了作为冥想者的宇宙的曼荼罗，那也是所谓的冥想中的象征性的自己。不过，随着知识文化的积蓄、社会时代的变迁，当时的图形经过了多层多样的变换，最终，变成了如今的曼荼罗图形。

笔者撰写的涉及荣格的文章

对于荣格，笔者曾经在许多杂志书籍中详细地记述过，在此没有必要重复，我只是想对过去涉及荣格的文章做一次整理。

我在学界中首次提到荣格，是在有关《荣格自传：回忆·梦·思考》（河合隼雄等译，MUSUZU 书房，1972/1973）的一篇评论里，这篇评论刊登在《精神医学》（第 15 卷，第 11 期，pp. 106-107）中。其中写到走访位于瑞士波林根荣格之塔的点滴，也提到村上仁教授（已故）有关荣格思想的见解等等。

在一般杂志上，我撰写的《荣格与东洋思想》最早刊登在《第三文明》（第 153 期，1973）中。同一杂志的第 156 期中，我也写了一篇题为《跨越意识的产物》的文章（1974）。此外，撰写的稿件还有《东洋思想》（第 6 期，1978）中的《荣格与宗教》、《现代思想》（第 7 卷，第 5 期，1979）中的《荣格的梦境解析》。《心灵》（第 3 期，1983）中的《荣格心理学和心理疗法》这篇文章，来源于我在关西文化中心的演讲稿。笔者受到了精神分析学会邀请，在有关梦境解析的专题论坛中，发表了《荣格心理学派中的梦的分析》（《精神分析研究》，第 28 卷，第 5 期，1984）。此外，《心灵的科学》（第 34 期，1990）以创造心灵科学的人为主题，邀请我执笔了有关荣格的章节。《临床绘画研究》（第 6 卷，1991）中的《荣格分析心理学派视角中的象征意义》是我呈现给日本绘画学会的一篇报告，这篇文章同时也收录在我的个人作品《心理临床与表现疗法》（金刚出版，1999）中。另外，对于荣格分析心理学中的"共时性"（Synchronizität）的概念，笔者特地把它翻译成"缘起律"，在笔者和冈田康伸先生共同编辑的名为《身体形象与心灵愈合》的书籍中，我详细记载了理由（《三好晓光教授退官纪念论文集》，岩崎学术出版社，1994）。

另外，在由中山书店发行的《精神医学讲座》（第 15 卷，1999）中，笔者执笔了《动力心理疗法：荣格分析心理学派》。可以说，这套丛书是精神医学体系的集大成之作，当时对我来说是一个重任，至今依然难忘。

个人参与翻译出版的荣格的作品

笔者也参与了众多荣格作品的翻译出版工作。

首先，我负责翻译了艾伦伯格的著作《无意识的发现》（木村敏，中井久夫监译，弘文堂，1980）中的第九章"荣格"，这是我与日本精神医学界具有权威地位的木村敏先生、中井久夫先生的共同作品。参与翻译，也可以说是让我形成了独立的精神医学史观。

随后，笔者翻译出版了《荣格》（Gerhard Wehr 著，与藤原三枝子合译，理想社，1987）。这是在德国、瑞士连普通读者也都能随便阅读的一本书籍。作为"心灵传记丛书"中的一本，其中刊登了丰富多彩的图画照片，是一本了解荣格的极好的入门书。合译者藤原女士是南山大学德文研究院中精通德语的佼佼者。

《心灵》（第7期，1988）中荣格本人的论文《从心理学角度分析良心》是我和当时就读于京都大学研究生院的李敏子共同翻译的。在这篇文章中，荣格真挚地探讨了良心的概念。

在创元社发行的荣格心理学系列丛书中，维雷娜·卡斯特（Verena Kast）女士的著作《从神话的视角理解深奥的家庭》（千野美和子，山爱美，青木真理合译，笔者监制，创元社，1989）排列在第十七本。此书是从神话的角度分析思考如今较为流行的家庭的主题。同系列书籍中的第二十本，是《从神话中看女性经历的仪式》（Sylvia Brinton Perera 著，杉冈津岐子，小坂和子，谷口节子合译，笔者监制，创元社，1998）。前一本是由京都大学研究生院毕业生翻译的，后一本是神户大学研究生院毕业的、优秀的女性们的共同译作。

安德鲁·塞缪尔斯（Andrew Samuels）等著的《荣格心理学辞典》（滨野清志，垂谷茂弘合译，笔者著作兼监制，创元社，1993）的两位译者都是京都大学研究生院优秀的毕业生。如今的滨野君是京都文教大学教授，垂谷君是舞鹤工专的副教授。这本辞典原名为《荣格心理学批判辞典》，可见荣格心理学也有被批判的要素。客观地说，这是一本比较新颖的、解释概念的辞典。这样的辞典在日本还是第一本。考虑到必须在辞典中附加记载一些固有的项目，于是笔者亲自撰写了部分项目添加其中。值得一提的是，垂谷君也添加了周到的解读、相关的图纸，所以这是一本出色的作品。

《探求神灵》（高月玲子，佐佐木贤一合译，笔者监制，人文书院，1995）是卡斯特女士的作品。她从著名的神话故事出发，主要论述人生中年时期面临的课题。两位译者都是京都大学优秀的毕业生。佐佐木君随后出色地撰写了《论弗洛伊德》。

安东尼·斯托尔（Anthony Storr）编著的《荣格》（菅野信夫，皆

表达性心理治疗：徘徊于心灵和精神之间

藤章，滨野清志，川崎克哲合译，笔者监制，创元社，1997）一书，是斯托尔教授将荣格执笔的优秀论文挑选出来并编辑成册的作品。应该说，这是一本阅读荣格原版读物之前很好的入门书。在撰写有关荣格的文章时，很多作者都参考引用到刚才提到的《荣格心理学辞典》和这本书。它们都发挥了很好的作用。如今依然可以看到有关荣格的书籍的发行，众多非荣格心理学专业的人士也都在参考利用。

亚考毕（Mario Jacoby）著《个性化与自恋》（高石浩一译，笔者监制，创元社，1997）。这本书的副标题是"荣格与科胡特的自我心理学"。可以清楚地知道，此书是衔接荣格学派和科胡特自体心理学的桥梁。译者高石君也是毕业于京都大学，现在是京都文教大学教授。本书是他的力作。

亚考毕和卡斯特、瑞代尔（Ingrid Riedel）的合著《女巫、妖怪与恶魔的女儿》（千野美和子，山爱美，青木真理合译，笔者监制）。相比于其他神话故事书籍，这是以"恶魔"为主线论述的一本新颖的作品。

笔者撰写的有关荣格的书籍

严格上说，笔者不是荣格学派的心理分析师。受到河合隼雄先生的邀请，作为副教授，我从40岁生日那天起开始奉职于京都大学。由于受到国家公务员不能长期居住海外的限制（最多不能超过一年），我虽然去了苏黎世十二次，但是，没有修得报考荣格学派心理分析师资格的必要的学分。对笔者来说，我的理论观点并不只是依附于荣格。弗洛伊德、沙利文等人都对我产生了很大的影响。除此以外，还有岸本镰一、荻野恒一、河合隼雄、大桥博司、木村敏、多拉·卡尔夫等恩师，还受到了我最敬爱的中井久夫先生的熏陶。如果非说我是哪个学派，确切地说，我应该是折中派。就像周围人常说的，山中康裕是"bone therapist"。大家阅读《孩子的心灵》一书，就会一目了然了。但是，我的治疗哲学理念骨子里是荣格心理学。由此，我也撰写了一些有关荣格的书籍。

《现代精神病学的精髓》（荻野恒一·相场均编，Pelican 社，1979）

书中简洁明了地介绍了弗洛伊德之后直到福柯，总共二十二名精神病学者的传记、贡献等内容，笔者执笔了有关荣格的章节。

《图画书和童话的荣格心理学》（大阪书籍，1986/筑磨学艺文库，1997）

本书是笔者根据在朝日文化中心发表的有关荣格的演讲的内容编辑制作的。我借用了图画书和童话来较为通俗易懂地介绍荣格心理学。随后，筑磨书房制作了大众版读物。一般读者也能阅读到。

《临床荣格心理学入门》（PHP 新书，1996）

这是在 PHP 新书发行之际，最初入选的五本中的一本（其余作者是谷泽永一、西部迈、林望、堺屋太一）。我在书中详细记载了尾原绯沙子的个案。

《荣格》（讲谈社精选丛书，2001）

这是通俗易懂地介绍荣格的生涯与思想的一本作品，是我和几名同事、知己的共同执笔之作。

《探索心灵与灵魂的世界》（创元社，2001）

这是笔者 60 岁之际撰写编辑的论文集，其中很多内容是有关荣格的。

《山中康裕著作集》（共六卷，岩崎学术出版社，2004）[1]

令人高兴的是，笔者的学生岸本宽史君编辑制作了我个人的著作集。从连我都快遗忘了的作品，直到如今最新的作品，岸本君仔细周到地进行选择并且将它们编辑成册，实在感激不已。作品系列以"灵魂"这个学术用语为主题。近年来，荣格学派的心理学大家也都用"灵魂"一词来论述[2]，所以，笔者的著作集也可以被看作荣格心理学范畴中的作品吧。

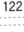

表达性心理治疗：徘徊于心灵和精神之间

---

① 《山中康裕著作集》包括《灵魂的窗口：儿童青少年患者的临床治疗（第一卷）》《灵魂的视点：儿童青少年患者的临床治疗（第二卷）》《灵魂与疗愈：探索心理临床的世界（第三卷）》《灵魂的深度：探索心理临床的世界（第四卷）》《灵魂的形态：艺术表现疗法（第五卷）》《灵魂的显现：艺术表现疗法（第六卷）》。——译者注

② 比如，《荣格心理学的展开：沃尔夫冈·吉格里希论文集之灵魂和历史性》（河合隼雄编辑兼监译，日本评论社，2000）。——译者注

第十二章　难忘的人

人生是相遇相知的旅程。本书也已经到了尾声。由于始终徘徊于心灵和精神之间，我最终得到这样一个结论：体验各种各样的人际交往才是无可替代、最为宝贵的财富。最后，我想记述一些陪伴我徘徊于精神和心灵之间的人来结束本书。由于篇幅有限，以下只是仅有的一部分。

受到其熏陶的恩师

在《孩子的心灵》一书的后记中，我记载了以下几个名字：岸本镰一、河合隼雄、荻野恒一、大桥博司、木村敏、中井久夫和多拉·卡尔夫。我的一个朋友看到了这些名字说："山中君，你太幸运了，碰到的都是好老师。"写到的这几位都是我的恩师。确实，这七位也都是享誉世界的学者。

在这几名恩师中，河合、木村和中井至今依然健在，其余四位业已去世。常说人生短暂，应当珍惜仅有一次的相遇。① 以下，我想简单记述与恩师们交往的点滴。

【岸本镰一先生】

名古屋市立大学医学系精神科教授，名古屋大学名誉教授（环境医学研究所）

我从本科到硕士二年级，是老师把我带入了精神医学的世界，让我

---

① 日语中常用"一期一会"（yichigo yichie）来表达。——译者注

阅读到了克雷佩林、雅斯贝斯、雅内、弗洛伊德、阿德勒、荣格、宾斯万格、弗兰克尔等人的著作，知道了森田正马、吉本伊信、亲鸾、道元、白隐、西田几多郎等人的名字。岸本老师的课我始终听得最认真，我也幸运地得到了与弗兰克尔教授、泰伦巴赫教授直接会面的宝贵机会。岸本老师的最终目标是彻底弄清精神分裂症的病理机制。我猜想，他原本是想从生化学的视角来研究的。在他生前四十多年的研究生涯中，始终坚持对精神发育迟缓的生化学的研究，也想把以后的研究课题寄托于下一代的年轻研究者。遗憾的是，我没能接受重任。如今也想把它寄托于下一代。不过，我想提一句，即使用生化学的视角去研究，也只能看到问题其中的一个侧面，还不能真正判辨出那种疾病的病态及原因。换言之，要结合文化社会因素，结合心理学的研究成果，才能从生化学的视角中看到病症的实体吧。无论哪种个别的方法论，都不太完整。要想理解这种疾病，应当采用综合性的视角。

回到原来的话题。岸本老师热心推广佛教式精神疗法。那种来自个人觉醒式的心理疗法，我确实继承了一部分，有了一点成绩。不过，对于"一阐提"等几个问题，直到今天也还没有得到很好的解决。此外，回想起对江户时代白隐禅师的《夜船闲话》的心理疗法功效的研究，事到如今，依然有点回味（我最终用英文撰写，投稿刊登在 *Psychologia* 上）。

【大桥博司先生】

名古屋市立大学、京都大学医学系精神科教授

在我作为研究生的最后两年，加上研究助手及讲师的两年，一共四年都受到了大桥老师的指导。老师研究语言、行为、认知丧失等症状，专业领域是大脑病理学、神经心理学。他见识渊博，始终保持了从历史角度出发，全面系统的思维方式，在业余爱好围棋中也是如此，我受到了很大的影响。大桥老师曾经邀请过柏林大学癫痫研究的权威 D. Janz 教授来日本讲学。此外，他的外语能力超强，只花一星期就学会了荷兰语。译作《女性》令人赞叹不已。对老师的工作，我只是略微帮了点忙（我去了他的出生地以及他后来逝世的地方，拍了照片，并把它们都刊登

表达性心理治疗：徘徊于心灵和精神之间

在了他的著作上）。这确实让我感到很高兴。但是遗憾的是，书中我的名字被写错了。康裕变成了廉裕。难道在老师眼中，我是那么清白廉洁？

【荻野恒一先生】

南山大学、金泽大学、庆应义塾大学等大学文学系教授

在医院实习、就读研究生期间，我通过精神医学研讨会直接受到了熏陶。老师亲切仔细地为我讲解雅内、宾斯万格、鲍斯等大家的思考方式。此外，也让我得知树木人格测试，教授我准确无误的诊断面谈的操作过程。最高兴的是，我和老师联名出版了《人间学的精神疗法》（光文堂出版）一书。当时，我通过在爱知县二离岛的基于社会精神医学角度的调查课题，从中学会了运用比较文化学视角的研究方法论。对此，我始终铭记在心。通过比我大一年的前辈大桥一惠副教授的介绍，让我能在南山大学就职的也是大桥老师。随后他去了金泽大学，我也参加了当时在金泽召开的集体研讨会。自那以后，我本人也受到了京都大学的邀请，后来也就和老师不常联系了。

【多拉·玛丽亚·卡尔夫女士】

沙盘游戏疗法创始人

我从翻译卡尔夫女士的德语原著 *Sandspiel：Seine therapeutische Wirkung auf die Psyche* 开始就着迷于她，曾经两次去了瑞士留学。当时，在卡尔夫女士主持的周一研讨会上，我作为示范，也给其他的参加者上了几堂课。另外，她去德国斯图加特演讲时，我也随同在老师身边。在公与私的各种交往中，我都受到了卡尔夫女士的疼爱。她那随和包容的性格，以及昭里孔家中营造出的一种治愈氛围（如创建于1485年的庭院大门、庭院中超过一米厚度的石墙），我都特别喜欢。在过去日本箱庭疗法学会主办的研修会上，我曾经也提到过，我最初在瑞士留学，有一段时期就直接住在卡尔夫女士家里。也可以说当时是陷入了她的"儿子移情"的状态。虽然我们关系很好，但是我也会持有反对意见。后来，她买下了隔壁女画家的工作室，让我住到那里。在卡尔夫女

士的家中的庭院里，她亲自对我讲述了个人的生平。在她逝世之时，我翻译了她生前的《卡尔夫女士小传》，将之刊登在学术杂志《箱庭疗法学研究》上。对卡尔夫女士从作为钢琴家受到挫折，直到成为心理治疗师的艰辛旅程，我也在《精神科治疗中的发现》（星和书店）中有所记载。我在京都、瑞士召开的研讨会上发表的"无嘴太郎""小红帽庭子"等几个案例，都得到卡尔夫女士直接的点评和指导。在卡尔夫女士在瑞士的个人治疗室中，我也前后连续做了二十二次的沙盘操作。从 1969 年初，我们在京都天龙寺相遇，到随后几次我前往昭里孔、旧金山、京都、伦敦等地参加国际学术大会中的往事，在此给予省略。

以下几位恩师，如今依然活跃在第一线，我也略微提及。

【河合隼雄先生】

京都大学名誉教授，文化厅长官

河合先生在心理临床领域中是无人不知的大家。在此，我只记述一些个人受到恩师熏陶教诲的部分。众所周知，河合先生在荣格心理学、箱庭疗法、心理治疗、心理临床学、临床教育学、日本文化论等各领域中，始终都是一位带头人。本人工作中涉及的与河合先生重叠的领域，也是我在老师身边受到熏陶影响的结果。

从 1969 年开始，我连续四年接受了河合先生的教育分析。1980 年我被河合先生聘请到京都大学当副教授，前后与恩师共同工作了将近二十五年。河合先生领军带队设置心理临床学会、临床心理士资格认定协会、临床心理士会、国际沙盘游戏治疗学会（ISST）等等，我始终都在身边协助工作，难以忘却。河合先生有很多地方都是值得我尊敬的。如果要说第一个理由，就是河合先生始终不变的姿态。他终究是一位着眼于心理临床基点的实践者。他时常具有崭新的构思、全新的想法、勇往直前的开拓者精神，竭力将学术学问提升到某个高度。此外，比如，在日本设置箱庭疗法学会之际，河合先生前后运用了近二十年的时间思考摸索。在推广发展荣格心理学之时，河合先生起先着手具有实体的箱庭疗法的介绍，随后渐渐推广梦境分析、炼金术式的思考模式等等。又

表达性心理治疗：徘徊于心灵和精神之间

或者是逐渐积累了形而上学式的高深理念，仔细周到地把握和理解现实，加上细腻地深思熟虑，河合先生的姿态始终不变。河合先生在演讲中运用通俗易懂的话语，时常令在场的人们放声大笑。转眼间，他又会阐述诸多本质性问题，让在场听众立刻进入深思的状态。对于河合先生类似的机敏的举动，举之不尽。近来，河合先生担当起文化厅长官，在某些问题上我和老师之间出现了若干的意见分歧，对此我难以紧跟其后（比如，对于现今首相危险的政策路线，我持反对意见）。虽然那样，但是对于恩师的尊敬之心，我终生不会改变。①

【木村敏先生】

名古屋市立大学、京都大学医学系精神科教授

我们名古屋市立大学发出邀请信，希望木村老师作为副教授能来执教，当时他还在德国海德堡大学。老师来到名古屋以后，对于精神病学，特别是德国精神病学的理念框架，让我受益匪浅。木村先生始终贯穿着德国式的严谨彻底的思维方法，开展了新颖独特的"时间论"的探讨。对于泰伦巴赫、布兰肯伯格等世界一流的学者们，木村先生保持了平等尊重的态度，和他们互相切磋探讨。在运用德语开展的研讨会中，我不是一名热心的学习者。但是，与木村、中井两位老师共同翻译出版艾伦伯格的《无意识的发现》（当时我负责翻译第九章"荣格"），让我真正意识到翻译步骤中何为重要、何种说明不能欠缺的道理。当时的经历如今变成了我最大的财富。

【中井久夫先生】

名古屋市立大学副教授，神户大学医学系精神科教授

正如我在以下具体描述的那样，得到了土居健郎②先生的允许，中

---

① 河合先生于 2007 年 7 月 19 日与世长辞。作者特地撰写了题为《心理临床的王道：悼念河合隼雄先生》的文章，寄稿于日本《每日新闻》，以此表示对恩师的怀念。——译者注

② 土居健郎（1920—2009），日本精神科医师，精神分析家。著作有《日本人的心理结构》（中译本，商务印刷馆，2006）等。其中，《娇宠心理的构造》是解读日本人行动结构的重要参考文献之一。——译者注

井先生来到了名古屋市立大学，从而肥育了名古屋学术界的土壤。结识中井先生，也可以说改变了我的人生。学会并且运用推广作为描画法的"风景构成法"自不必说。对精神科治疗来说，何为重要、以患者为中心的理念，我也从他那里深入学习并且不断地思考。此外，无论是和中井先生一起去欧洲旅游，或者是一同参加国际学术大会，在列车旅途、住宿宾馆中的无意交谈中，我也学到了很多。我们还有幸共同品味世界文化，欣赏诗人里尔克、瓦莱里或者是希腊诗人埃利蒂斯、里索斯、卡瓦菲斯等人的深奥的作品等等。对于中井先生在阪神大地震之后面向社会的工作，我也从中学到不少。以上我也提到，在翻译艾伦伯格的《无意识的发现》时，我学到了在翻译时如何处理字里行间中的细节。在关于自闭症治疗、闭关成型论的展开、照片治疗等论文的执笔过程中，我也得到了中井老师的指导。可以说，那也是我如今指导研究生院学生的基点。

难忘恩师之二兼若干提及父母

也许是天生行走不便，又可能是性格因素，从 4 岁起我就没有上过一天幼儿园。用如今的时髦话，就是患上了"拒绝入园症"。前三天，母亲兴致勃勃地把我带到幼儿园大门口，我就赖在地板上大声哭叫，根本不想进去。母亲也毫无办法，只能答应我的无理要求。"那就随你的便吧。""啊，太棒了！"在那以后的两年里，我整天悠闲地在花木草丛中度过。不过，在我 3 岁那年，股关节动了手术，住院恢复的时间比较长。所以，如今的幼稚（没有经历社会化的过程）必定是当时的遗留症。对于手术中对电动工具发出的声音惧怕的感觉，我依然记忆犹新。

在手术后的住院期间，据说我是一直阅读图画书，毫不讨厌画画。脑海中有这样一个鲜明的记忆。当时，恰巧美军战斗机在不断地发射子弹，来医院看望我的父亲逃到了离我病床有两米之远的地方。回响在耳边的爆炸巨响，使我浑身冷汗淋漓，连夜里做梦都会想到。如果当时被子弹射中，那我今天也不可能在这里了……

对了，说到我的父亲，他生来就是一本正经、毫不妥协的性格。你们从以下这件事中就可以感受到。我是在太平洋战争爆发之前，1941年9月30日晚上11点50分左右出生的。由于当时的有关规定有了变更，从10月1日起出生的孩子可以从住宅附近的市民所领到大米和食品干货。但是，我父亲就毫不妥协。即使可以分配到十份，他也绝对不用那种东西来改变一个人的命运。记得我的伯伯曾经嘲笑地说道："那个傻瓜似的、一本正经的人就是你爸爸。"

我曾经阅读过萨特回忆少年时代的记述。他这样说道："……记得当时每天伴随我的只是一本百科词典。至今印象最深的是我觉得大象和蝴蝶是一样大小。"[①] 说实话，其实我也是处于类似的状态。不过，在我手中的并不是豪华的装订本，而是一本陈旧粗糙的日语词典。另外，当时的我是在农村的乡间小道，整天在花鸟草丛中捕捉蚱蜢蜻蜓中度过的，当然不是类似萨特那样过度孤独……不过，即使这样说，住院期间孤独的生活，对于天生就是性格感性的我来说，也是整天梦想连天。大家必定能容易地猜想到我度过的是一个不同寻常的少年时代。

以下我描述一些难忘的恩师。首先让我想到的是小学的校长，不可思议。紧接着是三位个性出众的老师。他们是爱知县东春日井郡小牧町立小牧小学，一年级的右高作太郎、二三年级的今枝清胤，还有一个是从四年级到六年级转校后在名古屋市立松原小学的筒井武雄。不知为何，我始终喜欢跑到校长室去。在那个严肃的房间里，墙上挂满了锦旗和框架，贴满了各种各样的奖状。我也许是喜欢那种不同寻常的氛围吧。对于那几个老师，现在的我也只有模糊的印象了。秃头的右高、芝麻头型的今枝等等。对筒井老师，我还有比较深刻的记忆。首先，我想到了挂在校长室里的一把刀。刀刃当然是没有磨过的。筒井老师拔出这把刀板厚硬刀身沉重的大刀，嘴里还说："刀这种东西，本意不是乱切伤人，它真正的目的应该是切除内心的邪恶之心。"对于当时幼小的我

---

① 意思是词典中的大象和蝴蝶的图形的大小相同。

来说，当然不懂真义。不过，当时认真严肃聆听的场面，我依然记忆犹新。老师带领我们去故乡的佐久岛，在三河湾边进行海边学习。我在那里亲眼目睹了渔民们的生活。老师是孩子们的带头人，他受到了渔民们的仰慕，我们也都感到高兴并为之自豪。写到这里，我想到老师也许和外祖父石田柳五郎比较相似。石田先生的名字记载在当时的教科书中。他独自率队到尾张地区，独具匠心地开展植物栽培。除此以外，还留下了其他不少业绩。由于崇敬仰慕他，远在九州东北等地区而前来实习的学生络绎不绝。他教授自己开发研制的技术成果也非常卖力。我非常欣赏飒爽的外祖父。

当我回想到一年级的班主任铃木老师时，就会自然高兴起来。那时，光彩照人的铃木老师正巧大学刚毕业。老师结婚后，我对她的恋慕也就自然消失了。而在这之前，连结婚的意思还不理解的我，手中拿了事先写好的信说道："你和我结婚吧。"老师边笑边说："山中君，你以后一定会遇到更合适的女朋友。这封信我就先还给你吧。"当时老师带有酒窝的笑容令我印象深刻。二年级的中岛和子老师长得有点胖。但是比起我的母亲，我觉得她更像是一个好妈妈。

我在三年级和栗木胜美老师的相识，是我们师生间终生亲密交往的一个起点。栗木老师是一位画家。对当时的我来说，他是第一个男老师。他的讲课方法很独特，上课非常自由。当时为了拍摄班级集体照，栗木老师在教职员工替换鞋子的柜子前面放上了一块板，让学生们把椅子整齐地排列好，他用滑梯式的姿态拍摄的样子也可以反映出老师的艺术美感、创造力丰富的一面。老师不仅仅重视教科书中的知识，对自己耳闻目睹的事更是特别重视。他会仔细观察把握实情，在此基础上重新发挥想象进行创作。我从中学会了将科学性与创造性结合的精神，这也决定了我个人随后的方向。除在校内学习课程以外，周围的大部分人还在学习算盘和书法、参加晚上的补习班等等。不过，对于我来说，唯一学习的就是绘画。在栗木老师以后，我师从于爱知县名古屋市的真岛健三、日本展览馆的鬼头锅三郎等一流的大师，这些也都是受到栗木老师影响后的决定。

四年级的班主任是松井恒子老师，五、六年级时是樱井喜代子老师。松井老师是一位社会活动家，她以社会党中的一员，被选举成市会议员。她外交型的待人处世方式，我学到了不少。樱井老师取代了善良和蔼的母亲形象。当时我妹妹淑江上一年级。本来想把家务活都交给妹妹、任何事情都不管的母亲，却匆忙地缝制起学校里的窗帘、在讲台上放上鲜花等等。也就是说，她忽然间全心全意地重视起教育环境来。可以说，母亲恢复了原本欠缺的母性，应该有樱井老师的功劳吧。现在回想起来，对于我随后崇拜起貌似老师的歌手岛仓千惠子，如今我也能理解了，这是阿妮姆形象①的改变。

到了中学，母亲东奔西走收集了大量资料，知道了当时对爱知学艺大学（现今爱知教育大学）附属的名古屋中学的总体评价不错。除了有从原先的附属小学直升的四十个名额以外，外加还有十个名额。竞争非常激烈。最终得以入学的，只有在门前街经营佛坛家族的富贵小姐若山弥生和我两个。由此，我也认识了后来成为终生好友的精神分析学专业的成田善弘君、JR②西日本铁道社长南谷昌二郎君、东京高等裁判所裁判官小出淳一君。其他班都是男女各自二十五人的平均分配，没有想到，我们的 E 班尽是男生。不过，在我们班里随后也出现了不少优秀人才。比如，高井加藤等东京大学毕业的大律师。当时的三年级，班主任始终是都筑信次和近藤孝两位老师。都筑老师是负责理科及数学，近藤老师是教授英语。前者的性格温和，理解事物比较全面，并不局限于某一个细节。后者也许年轻、血气方刚，可以说是一个正义好汉。除此以外，教授书法的寺田、教授音乐的园田、教授职业教育的织田，他们几位老师都个性超强，在发挥自己专业特长时往往会出现过度的现象。寺田老师会一丝不苟地临摹王羲之、王献之父子的书法字体。园田老师严格依照德语乐谱教授男生唱法，简直厌烦透顶。不过事到如今，想想也有点怀念。可以说，所有老师都是努力做到让学生能接触到真正的东

---

① 阿尼姆，荣格心理学中的概念，男性内心中的女性形象。——译者注
② 即日本铁路公司。——译者注

西。在这所学校里，我也经常跑到校长室，和校长伊藤忠孝先生频繁地接触交流。能够接触学习到老师们认真踏实、研究学者式的风范，我至今依然感到无比荣幸。

提到高中，我是从爱知县立旭丘高中毕业的。那所学校从爱知一中开始，就有了七十五年的历史。旧体制下的《高中生宿舍之歌》唱道："山中自有狮虎狼群，水中自有龙蛇飞舞……"所有师生都得大声歌唱。首任校长日比野宽先生命令所有学员必须参加马拉松比赛，积极培养学生进取开拓的精神。所有老师都个性超强，积极摆脱了战后的空虚无力之感。我们高高举起自由民主精神的旗帜，真正沉浸在自由的氛围之中。也许可以说，那一段是史上罕见的时期。不过，那也只能说是瞬间的自由（从那以后，各个单位都开始实施工作能力评估制度，教育界也渐渐变得畸形而难看）。

高中当时的校长是小川桌尔老师。他身材魁梧，具有优秀的人格品质。老师的专业是古代汉语。我个人最为喜欢唐宋诗人，特别喜欢李白、杜甫、白居易、苏轼、黄庭坚等等的含蓄深奥的诗句。在校长室里聆听讲解，我特别入神。不过，我也曾经几次和校长持有对立意见。我们学员中的几位，以平川武君、村上俊雄君等人为首，成立了名古屋学生会联络协议会（简称名生联协），参加在电视塔下举行的和平友谊活动。我高三时，9 月 26 日伊势湾台风后，我们名生联协还出动开展了救援活动。学校里的老师们当时并没有批评指责我们，他们反而始终保持冷静的态度，勉励我们要有一种使命感。

无论怎么说，我受到其熏陶最多的是稻垣保民、伊藤三郎两位班主任。还有负责学生会的竹本友水、井村绍快两位老师。稻垣和伊藤都教英语，都是浪漫主义者。稻垣老师喜欢唱歌。通常他会高声唱起赫德逊（William Henry Hudson）的《绿色寓所》（*Green Mansions*）中的 "I have been no longer Lima at all"，或者是佐藤春夫的《秋刀鱼之歌》。绰号"印尼阁下"的伊藤对教育特别热心，有时竟然会摆动肢体欢呼雀跃地讲解。他们两位都超级出色。竹本和井村是亲密无间的好友。他们结束学校值班后，会去酒馆痛喝一杯。转身回来时就变成了醉酒的无赖。但是两位老师都很有人情味，善于管理照顾学生。由他们的推荐，我阅读了实笃的《友情》、太宰治的《人间失格》、花袋的《乡村教师》、马克思的《1884年经济学哲学手稿》等等。

和新任的数学老师相处，我觉得特别愉快。他有一个绰号叫"哗啦哗啦"。这位老师从京都大学毕业后第二年，就来我们学校上课。当时我们学习三角函数。为了能够让大家记住公式，老师让我们大声地念经式地背诵"sin，cos，cos，sin；cos，cos，sin，sin"。记得当时所有学生几乎都出现"奇妙的神色"。不过，确确实实是一个出色的好方法。

绰号"花王香皂"的世界史老师黑川、绰号"黑色野猫"的日本史老师石黑、绰号"笨重大象"的物理老师马渡、绰号"小健"的日语老师大野、绰号"善良大佛"的社会科老师后藤……每个老师都有自己的别名，学生们也都感到非常亲切。他们都很优秀，个性超强。有的朗朗上口地背诵起历史人名，有的讲解法国革命、俄国革命犹如在说故事，有的面带微笑地背诵起经典诗歌："渭城朝雨浥轻尘，客舍青青柳色新……"忽然间吟起诗句也是老师们的家常便饭。我最喜欢的是数学老师莲尾和社会科老师荻原。他们没有绰号，似乎是学生们若有意识地远离了他们。莲尾老师上课时在黑板上边写漂亮的数学公式，边解释群论、环论。那些知识对我来说实在难以理解。但是从莲尾老师那里，我懂得了数字记号也有美感的道理。荻原老师上课从来不用教科书。他常把报刊带到课堂，朗读解释其中的内容，通常也会随意以第一面上的标题新闻为主题，让我们提交一份二百字左右的概要总结。运用灵活的思维去理解思考变化不断的社会，这就是我从荻原老师那里学到的。

研究生院毕业以后的恩师、同事、知己

我从研究生院毕业后进入医务局，受到其熏陶的恩师和前辈也很多。我在《岸本教授退官纪念论文集》中撰写了《芥川龙之介的病理轨迹》一文后，受到了精神医学史领域小林靖彦副教授的警告。他说：

"这种论文都是有功有名的老教授写的，像你这种年轻人，还为时过早。"在神经化学专业冈田喜笃讲师（现川崎医疗福祉大学校长）、神野佳也助手主持的研讨会 FFF（free，frank，fair talking）上，大家自由直率而且可以非常公正地交换意见。不仅是神经化学专业，各个不同领域的话题也都可以随便探讨。这让我开阔了眼界。从和精神分析学坪井弘次讲师、大桥一惠助手的交往中我学到了有关弗洛伊德、沙利文等精神分析式的思考方式。大桥先生和成田君是我终生的好友。从神经生理及脑波学专业白木弥三一讲师、高井作之助讲、工藤勉助手、吉水俊一助手那里，除了学到脑波研究方法以外，从中还理解到不同的人生观，学会了在现实生活中如何去待人处世。我感到他们都很有人情味。事实上也确实如此。在遗传学专业服部隆夫助手那里，我学会了从遗传学角度研究树木人格测试，并学到了其中必不可少的基本的生物学知识。儿童精神医学专业高井万理子助手和平井浩助手、精神障碍治疗学专业小野宏助手率先开展了箱庭疗法，而且在自闭症治疗、儿童精神医学方面也给了我很多指导。从精神病学的大原贡讲师（后来晋升为爱知医大精神科教授）那里我学到了从精神病学角度思维的方式，特别是理解了Hystero-Epilepsie 的病理机制。卡尔夫沙盘游戏疗法的原版翻译，我也得到了大原老师的大力协助。对绘画疗法、病迹学领域中特有的分析思考方式的理解，很多都来源于松桥俊夫助手（都是当时的头衔）和我同时进医务局的伙伴们，一共有三人。他们如今是大学组织病理学教授的堀映君（父亲是原名古屋大学精神科教授）、岐阜医院院长的山村均君（父亲是原弘前大学精神科教授、原岐阜精神病医院院长）和我。松冈征夫君上了其他的大学。另外，我还受到过校外不少前辈的照顾。比如，岐阜大学儿童精神医学教授中井干。当时岸本教授负责名古屋市的一项追踪调查研究。从小学到中学的连续九年，必须对同个案例近一百二十人都实施大脑电波的测试。还要对他们实施树木人格测试、人物画等技法。中井教授给予我大力的支持。八事医院副院长藤田慎三在我撰写论文《芥川龙之介的病理轨迹》时，不仅提出宝贵意见，还借给我不少珍贵的文献。此外，在结识大桥教授之后，村井纪夫（已故）、住田

表达性心理治疗：徘徊于心灵和精神之间

征夫、森省二、太田喜久子、牧真吉、牧佐知子、加藤容子、清水俊子、平田美香、土屋邦子等等这些一心一意在精神科儿童临床上努力工作的后辈们，我也始终没有忘记。

在此，请允许我记述以下的事实。当时也好，如今也罢，依旧是封建制度式的医学系教授的人选安排。二十年中，那段时期是唯一医院可以"自治"的时期。回忆起当时，岸本教授退官，从京都大学调来了大桥博司教授。大桥教授是一位神经心理学家，享誉世界。他来了不久，就和我们医务局工作人员说道："实在不好意思，四年以后我必须返回京都大学。所以你们现在可以寻找合适的教授人选。我离开以后，就把你们找来的教授推荐上去。"于是，我们就在全国范围内拼命寻找最优秀的大学者。通过调查，其中选出了五名，最终决定邀请木村敏先生。另外四位是随后任新潟大学精神科教授的 A 氏、任广岛大学精神科教授的 B 氏、任长崎大学精神科教授的 C 氏、任鸟取大学精神科教授的 D 氏。他们都是一流出色的候选人。具体描述一下木村敏先生吧。当时他任德国海德堡大学精神科的客座讲师，也参与编辑德国著名的精神医学杂志 *Nervenarzt*。对于我们的邀请，木村先生给予了真诚的回复："我由衷地感谢你们，对于你们特地邀请我作为副教授奉职于大桥教授之处，我感到十分荣幸。或许你们不知道，我从京都大学毕业后，完全没有在京都大学附属的医院就过职，始终在其他医院工作。说实话，我也并不是指导教育型的人。如果那样也没关系的话，那我荣幸地接受邀请。"当接到木村先生诚恳的回复后，大家惊喜万分，立即把信件给大桥教授过目。木村敏副教授由此"诞生"了。四年后的某一天，大桥教授如期返回了京都大学，木村先生晋升为教授。随后，当我们向木村教授说明挑选副教授候选人的宗旨后，他说："作为一个精神病学家，我有些自信。不过，要是说到心理治疗的话，我可能不大在行。大家如果能够找到一位在那方面出色的人选就好了。"应木村教授的诚恳要求，我们又开始寻找起副教授。结果，我们指名中井久夫先生为副教授。当时，中井先生是东京大学附属医院分院的讲师，也是土居健郎门下优秀的弟子。当然，我们的请求必须得到总院长土居先生、东京大学分院院长的同意。我们的忧虑显然毫无意义，两位大家对我们的选择欣然同意。招聘中井久夫的梦想也就如愿以偿了。随后，我们翻译出版了艾伦伯格的《无意识的发现》（上下两册，弘文堂，1980）。这是一本超过一千页的大作。随后，由我和中井先生两人共同编辑了《青春期的精神病理与治疗》（岩崎学术出版社，1978）。可以说，这是在名古屋地区范围内精神病治疗、心理治疗领域的集大成之作（值得一提的是，那个年代我们很年轻，其中收录了笠原嘉和木村敏两位大家的论文，因而在当时可算是一本非常新的作品）。当时还有传言说精神病治疗、心理治疗的主力都转到了名古屋，确实，那时名古屋是全日本的一个中心之地。以上的来龙去脉看似偶然，但也可以说是必然之结果吧。

名古屋市立大学精神科迎来木村、中井两位大家，犹如灿烂的太阳高高升起、明亮无比。由于仰慕木村先生，所以周围也聚集了不少优秀的人才，如铃木茂、小山内实、冈本进、年轻早逝的铃木幸子、长井真理、早稻田胜治、定冢甫君等等。在中井先生一方，也出现了不少优秀的精神疗法家。比如，以如今大正大学教授滝川一广君为首，独创了色彩分割法的中里均、向井巧、城所辉夫君等人的成就也都是有目共睹的。不过，对木村敏教授以后的事情，我就不太了解了，只知道其中的数人。确实感到精神病治疗、心理治疗的人才有所空缺。现今在古川教授的带领下，年轻一代在原先的部门里努力奋斗，我也盼望能够出现某些朝气复活的征兆。即使不如当时的黄金期，那也毫无关系。

至于我个人的学问旅途，在结识河合隼雄先生之后，也较为广泛地开始了与不同领域人士的交往。其中包括心理临床、荣格心理学、精神分析领域等等。与这些人相识相知得益于福井中央儿童商谈所的池上荣一郎氏（随后晋升为福井县参与）、时任科长的中野幸男原（原仁爱大学教授）。在他们两位的策划安排下，我参加了针对自闭症儿童的团体住宿研讨活动。随后以体验内容撰写了论文，该论文被刊登在东京大学出版会发行的《精神分裂症的病理机制》系列图书的第五卷中。随后也有了《孩子的心灵》一书。自开始和他们交往，至今已经过去了三十多年，我也从中结识了不少良师益友。比如，荒川正吉氏、齐藤荘一氏等等。此外，曾给予我照顾的人还有：时任九州女子大学校长的成濑悟策（原九州大学教授），精神分析大家、爱好绘画的前田重治（原九州大学教授），在九州大学举行的第一届心理临床学会大会上给了我中肯意见的已故东京大学佐治守夫教授（随后他又邀请我在东京大学开设了集中讲义）；广岛大学的卢干八郎教授及二十四年前大阪市立大学的稻浦康谂教授、氏原宽教授、仓户义弥教授、松岛恭子教授（他们邀请我在大阪市立大学举办集中讲座）；九州大学的村山正治教授，富山医科药科大学医学系、现今富山大学保健中心所长的齐藤清二教授，北海道的札幌学院大学和北星学院大学的清水信介教授，岩手大学的佐藤文子教授，东京国际大学的诡摩武俊教授（他们也都邀请我举办集中讲座）；邀请我在日本内观学会进行演讲的原东京大学教授村濑孝雄（已故）；在心理临床学会等组织中给予我熏陶的大正大学教授村濑嘉代子；临床心理士资格认定协会的顶梁柱大冢义孝（原京都女子大学教授）、日本荣格心理学会会长樋口和彦（京都文教大学校长）、和我共同编辑《心理临床大事典》的氏原宽（帝冢山学院大学教授）、业已去世的小川捷之（上智大学教授）；在我以前担任《心理临床学研究》杂志编辑委员长的空井健三（中京大学教授）、接替本人编辑委员长职位的冈昌之（东京都立大学教授）、任命笔者为日本游戏疗法学会会长的安岛智子理事长、日本临床心理身体运动学会成立之际任命我为会长的中岛登代子理事长、放送大学的滝口俊子教授；等等。

我在接受了河合教授的教育分析以后，也接受了苏黎世的荣格研究院院长巴尔兹先生的分析。前院长阿道夫·古根比欧-克雷格先生对我在京都大学个案研讨会上发表的演讲提出了中肯的建议。之后，我与古根比欧-克雷格先生的交情也渐渐加深。曾经几次坐他驾驶的私人车，并在他家中受到了款待。古根比欧-克雷格先生是地道的瑞士人。比如，当我说到他那带有苏黎世方言语调的德语时，他反驳道："你胡说什么啊。瑞士德语的历史比标准德语的要早一个世纪。"古根比欧-克雷格先生是精神科医师，也是心理治疗师。如果说我和老师有同样的职业，这可能有点高攀。但是行走起来脚不太方便，夫人是一名画家，这些情况与我一样。老师对于现代文化的严厉批判、在临床心理治疗中始终保持认真严谨的态度等等，始终让我学之不尽。

通过多拉·卡尔夫女士的介绍，国际沙盘游戏治疗学会（ISST）的朋友们也都非常热情地邀请我到他们家作客，彼此亲密的知己也不少。美国圣迭戈的塞西尔·伯尼（Cecil Burney）博士（已故）是国际超个人心理学会前主席。他热情周到地款待了我，但是意想不到突然去世，令我非常惋惜。美国沙盘游戏治疗师协会主席凯·布莱德威（Kay Bradway）教授及夫人，至今依然与我有着亲密友好的交往。夏威夷的乔尼塔·拉尔森（Chonita Larsen）博士、德国斯图加特的洛温-萨菲尔特（Sigrid Löewen-Seifert）女士、德国汉堡的贝吉（Alexander von Berge）医师、伦敦的梅纽因（Joel Ryce-Menuhin）博士（已故）、意大利罗马的国际沙盘游戏治疗学会前主席安德雷娜·纳博内（Andreina Navone）博士、美貌无比的葆拉·卡杜西（Paola Carducci）女士，也和我有密切的交往。此外，加拿大的内哈玛·鲍姆（Nehama Baum）博士在温哥华举办的学术大会上，授予了我贡献奖。我也和卡尔夫女士的儿子马丁·卡尔夫（Martin Kalff）博士曾经时常争论探讨。身为儿童精神科医师的基彭豪伊尔（Kiepenheuer）的早逝，尤为令人惋惜。

早在1992年，我就获得了日本艺术疗法学会奖。在艺术疗法学会中，我也有不少前辈和知己。比如，学会的领军人物前理事长德田良仁、现理事长大森健一、原上智大学教授霜山德尔、东京医科大学精神科教授饭田真喜雄、泉医院院长高江洲义英，和他们各位交往密切，并受到了熏陶。此外，国际表理病理艺术治疗学会的知己也不少。比如，法国表现病理艺术治疗学会主席居伊·鲁（Guy Roux）在比亚里茨学术大会之际授予了我Basque奖，在巴黎的会议中，对我的个人提议也给予了认可，即在原来的名称中加入了"艺术治疗"一词。另外，美国哈佛大学的艾琳·雅各布（Irene Jacob）教授在弗罗伊登施塔特（Freudenstadt）学术大会之际授予了我Ernst Kris奖。教授亲自把我的英文原稿翻译成德语，并建议我阅读维特根斯坦（Graf Ottkar Wittgenstein）伯爵的德语译文。在2002年横滨举行的世界精神医学大会上，大会主席，西班牙马德里大学的洛佩斯-伊波尔教授，出于我对大会的贡献，授予了我代表最高荣誉的金质奖章。同样是马德里大学的卡尔波内教授，特意开车接送我并在马德里郊外的别墅里招待我。在欧洲，身为医生又是大学教授身份并不稀罕，只是日本的现状却有所不同。匈牙利布达佩斯的哈迪（István Hardy）教授、波兰格丁尼亚的米什科维奇（Maria Miśkiewicz）教授、美国波士顿的卢卡斯（Xenia Lucas）教授也都和我成了亲密知己。奥地利的精神科医师托玛索夫博士年轻有为，已经出版了三本有关精神病患者的绘画作品的书。虽然我和他的观点大有不同，但是和他也已经合作出版了两本书。

我在这里写到的朋友、知己们的名字，只是一部分。比如，我在大学生活的后半阶段的经历完全没有写。那是在名叫真照的学生宿舍中的难忘的经历。在那里和相原秀行、本多庆成等住宿学生们的相识，对我产生了很大的影响，也可以说是左右了我的人生观。这里不能一一记述。另外，也没有记述和周围的朋友们的交往。在瑞士苏黎世相识的国外的朋友们，有很多其实有私人间的密切交往。此外，对于歌德、荣格、芭蕉、夏目漱石、芥川龙之介、圣德太子、空海、亲鸾、道元、宫泽贤治等人的作品，我在阅读中受到的众多熏陶也没有写。还有就是我的学生们。比如，仔细周到地把我的作品编辑成册的岸本宽史君。在我的个人生涯中，对于所有在此未能记载的部分，相信撰写的时机必定会到来。

后　记

　　本书是我连载于专业杂志《临床心理学》中文章的集合，从 2003 年第 3 卷第 1 期到 2004 年第 4 卷第 6 期上总共十二篇文章。为何书名叫作《表达性心理治疗：徘徊于心灵和精神之间》，笔者已经在书中做了解释。笔者始终在心理临床治疗和精神科临床治疗的两条道路中徘徊，书中记载的是笔者在两条道路之中行走时，思索、烦恼、创新的点点滴滴。

　　在本书出版之际，我也从奉职二十五年的京都大学退休了。在以前，通常周围的人自然地会说："您退官了啊。"不过，这种说法现在有了变化。去年国立大学的体制转换成了独立法人制。由此一来，原来的大学也不再叫国立大学，大学里的老师自然也不是官了。如今叫退任或者退职吧。大学法人化制度实施之前，大家都相信制度转变后一定会比以前自由轻松。想到的都是一些好事。但是，事实并非如此。如今遇到的起先完全没有想到的麻烦事，总让人有种上当受骗的感觉。时逢现在如期退休，我觉得也很满足。

　　四月退休以后，我会以 JR 宇治车站附近的京都赫尔墨斯研究所为基地，开展一些活动。研究所事先已经设置好了。大门口用金属材料制作的招牌闪亮醒目，大家务必前来做客。周围的熟人朋友都问我："你想在那里做什么？"我回答："我是一名河流治疗师。"显然他们惊异不已，反问道："那是什么意思？"我说是想防止河流被污染，保护生态环境。具体地说，作为心理治疗师的我，今后当然依旧想守护好每一个个人的心灵。但是，当我看到现在的孩子和如今的社会环境的变化，特别是河流森林等大自然环境的变化时，真是为子孙后代感到担忧。希望能够为他们恢复创造出一个能够生存的地球环境尽一份绵薄之力。我想从现在起不断走访附近的儿童会、中小学、青年团、老人俱乐部等，确确实实地给人们增加与河流树木接触的机会。至于长远打算，则想和独立法人水资源机构、联合国慈善机构等组织取得联络，在世界范围内开展与心灵与河流接触这项工作。

这些计划我在此姑且不细谈。应该说，本书对我作为心理临床家和精神科医师至今为止的工作进行了一次详细梳理。它也是一个很好的回顾与总结，对于个人的今后发展必有益处。我真诚地等待各位读者的批判和指点。最后，我想在此感谢金刚出版的山内俊介先生。自连载开始，我始终都受到他的照顾和勉励。同时，也感谢长久以来陪伴并照顾自己的妻子镜子。就此搁笔。

平成十七年（二〇〇二年）二月二十三日
于京都宇治草庵
著者谨识

后

记

141

参考文献

第二章

Koch C (1952) The Tree Test, The Tree-Drawing Test as an aid in Psychodiagnosis. Hans Huber, Bern und Stuttgart.（林勝造，国吉政一，一谷彊訳（1970）バウム・テスト．日本文化科学社.）

Koch K (1949) Der Baumzeichenversuch als psychodiagnostisches Hilfsmitel. Hans Huber, Bern und Stuttgart.

国吉政一，小池清廉，津田舜甫，篠原大典（1962）バウムテスト（コッホ）の研究—発達段階における児童（正常児と精薄児）の樹木画の変遷．児童精神医学とその近接領域，4；237-246.

仲淳（2002）京都大学大学院教育学研究科 Paedie 研究会における発言．

篠原大典，国吉政一，小池清廉，山口寿雄（1962）Baumzeichenversuch の研究〈1〉—発達段階における Baumzeichnung の変遷．精神経誌，64；808.

辻悟（1965）バウムテスト〈異常心理学講座 第2期 心理テスト〉．みすず書房．

山中康裕（1967）老人のバウムテストの研究．精神経誌，69；1016.

山中康裕（1970）学童の精神医学的追跡調査と学校内力動— Baumtest および人物画テストを中心に〈心理編（第1報）〉．名市大医誌，21-1；70-83.

山中康裕（1973）双生児によるバウムテストの研究．In：林勝造，一谷彊編：バウムテストの臨床的研究．日本文化科学社．

山中康裕（1976）精神分裂病におけるバウムテストの研究．心理測定ジャーナル，12-4；18-23.

第三章

荻野恒一，大橋一惠，山中康裕（1977）人間学的精神療法．文光堂．

Thomashoff HO, Carbonell C, Lopez-Ibor JJ & Yamanaka Y (2002) Human

Art Project. Schattauer, Stuttgart & New York.

山中康裕（1971）精神療法的創造療法過程にみられる象徴表現について．
名市大医誌, 21-4 ; 747-777.

第四章

Dunne C (2000) Carl Jung, Wounded Healer of the Soul. Continuum,
London & NY.

Jung CG (1950) Concerning Mandala Symbolism : CW of Jung ; IX(2),
Bollingen Series. Princeton, NJ.

美智子（1998）橋をかける──子供時代の読書の思い出．すえもりブックス．

荻野恒一, 大橋一惠, 山中康裕（1977）人間学的精神療法．文光堂．

Storr A (1983) The Essential Jung : Selected and introduced by Storr A.
Princeton Univ. Press, Princeton, NJ.（山中康裕監訳（1997）エセンシ
ャル・ユング．創元社.）

Thomashoff HO, Carbonell C, Lopez-Ibor JJ & Yamanaka Y (2002) Human
Art Project. Schattauer, Stuttgart & NY.

山中康裕（1971）精神療法的創造療法過程にみられる象徴表現について．
名市大医誌, 21-4 ; 747-777.

山中康裕（1999）心理療法と表現療法．金剛出版．

第五章

Broadwin IT (1932) A contribution to the study of truancy. Amer J
Orthopsychiat, 2 ; 253-259.

Johnson AM et al (1941) School phobia. Amer J Orthopsychiat, 11 ; 702-
711.

Jung CG (1912) Wandlung der Libido, s512. Rascher Verlag, Zurich.

Kanner L (1943) Autistic disturbances of affective contact. Nervous Child,
2 ; 217.

佐藤修策（1968）登校拒否児．国土社．

佐藤修策（1996）登校拒否ノート．北大路書房．

山中康裕（1978）思春期内閉．In：中井久夫, 山中康裕編：思春期の精
神病理と治療．岩崎学術出版社, pp.1-46.［岸本寛史編（2001）山中康
裕著作集第1巻──たましいの窓．岩崎学術出版社, pp.137-183.］

山中康裕（1978）少年期の心．中公新書．

山中康裕（1990）ニュータイプの神経症──アパシーと内閉．In：福島章,
村瀬孝雄, 山中康裕編：臨床心理学大系 第11巻．金子書房．

山中康裕（1998）「登校拒否」および「いじめ」と文化変容．In：高畑
　直彦ほか編：臨床精神医学講座 第23巻—多文化間精神医学．中山書
　店, pp.111-120.

山中康裕（1999）不登校の内閉論と両親像．京都大学大学院教育学研究
　科所属臨床教育実践研究センター紀要, 2；29-42.

山中康裕（2000）不登校の内閉論からみた引きこもり．精神療法, 26-6；
　557-563.

山中康裕（2000）「内閉論」からみた「イニシエーション」．In：河合隼
　雄総編集：講座 心理療法1—心理療法とイニシエーション．岩波書店,
　pp.61-104.

第六章

Broadwin IT (1932) A contribution to the study of truancy. Amer J
　Orthopsychiat, 2；253-259.

Johnson AM et al (1941) School phobia. Amer J Orthopsychiat, 11；702-
　711.

Jung CG (1912) Wandlung der Libido, s1-512. Rascher Verlag, Zurich.

山中康裕（1978a）思春期内閉．In：中井久夫, 山中康裕編：思春期の
　精神病理と治療．岩崎学術出版社, pp.1-46.［岸本寛史編（2001）山中
　康裕著作集 第1巻 たましいの窓．岩崎学術出版社, pp.137-183.］

山中康裕（1978b）少年期の心．中公新書, pp.1-216.

山中康裕（1979）登校強迫．In：大原健士郎編：子どもの心理(1)．至文
　堂．

山中康裕（1997）心の内にある悪—どう表現し, 発散させるか 神戸小学
　生殺害事件．児童心理別冊, 687；32-39.

山中康裕（1998a）ゆらぐ少年たちの深層心理．中央公論, 7；208-221.

山中康裕（1998b）「登校拒否」および「いじめ」と文化変容．In：松下
　正明総編集：多文化間精神医学 臨床精神医学講座23．中山書店,
　pp.111-120.

山中康裕（1999）不登校の内閉論と両親像．京都大学大学院教育学研究
　科附属臨床教育実践研究センター紀要, 2；29-42.

山中康裕（2000）内閉論からみたイニシエーション．In：河合隼雄編：
　心理療法からみたイニシエーション 〈講座 心理療法1〉．岩波書店,
　pp.61-104.

山中康裕（2001）子どもたちの「窓」から眺めた子どもたちのこころと世
　界の変化．In：なだいなだ編：こころの定点観測．岩波新書, pp.61-78.

表
達
性
心
理
治
療
：
徘
徊
于
心
靈
和
精
神
之
間

第七章

中井久夫 (1972) 医者として箱庭療法をどのように治療に組み込んでいるか. ［中井久夫著作集 第2巻 (1985) 治療. 岩崎学術出版社, , p211.］

中井久夫 (1977) ウィニコットのスクイッグル. 芸術療法, 8. ［中井久夫著作集 第2巻 (1985) 治療. 岩崎学術出版社, p.232.］

中井久夫 (1982) 相互限界吟味法を加味したスクイッグル法. 芸術療法, 13. ［中井久夫著作集 第2巻 (1985) 治療. 岩崎学術出版社, p.239.］

Naumburg M (1966, 中井久夫監訳・内藤あかね訳, 1995) 力動指向的芸術療法. 金剛出版, p.32. ［本稿で抄出した部分はすべて筆者による訳］

Winnicott DW (1971) Therapeutic Consultation in Child Psychiatry. Hogarth Press, London. (橋本雅雄監訳 (1987) 子どもの児童相談. 岩崎学術出版社.)

山中康裕 (1984) 箱庭療法と絵画療法. In：佐治守夫ほか編：ノイローゼ (第2版). 有斐閣.

山中康裕 (1990) 絵画療法とイメージ― MSSM 法の紹介を兼ねて. 水島恵一編「イメージの心理とセラピー」. 現代のエスプリ, 275.

山中康裕 (1992) 風景構成法・枠づけ法・スクリブル・スクイッグル・MSSM 法. In：安香宏ほか編：人格の理解2〈臨床心理学大系 第6巻〉. 金子書房, pp.158-174.

第八章

岡真史 (1976) 岡真史詩集 ぼくは12歳. 筑摩書房.

立花隆 (1998) 少年A犯罪の全貌―正常と異常の間. 文藝春秋, 76-3；94-160.

山中康裕 (1998a) 闇からのメッセージ. トランスパーソナル学, 3.

山中康裕 (1998b) ゆらぐ少年たちの深層心理. 中央公論, 113-8；208-221.

山中康裕 (2003) 四分極化論―教育実践に生かす臨床心理学の視点. 京都ノートルダム女子大学.

第九章

山中康裕 (1985) 自殺と心と魂. In：河野ら編：生と死の医療. 朝倉書店. ［岸本寛史編 (2002) 山中康裕著作集 第4巻 たましいの深み 所収. 岩崎学術出版社.］

第十章

山中康裕（1977）自己臭妄想の精神療法過程—女性の内空間論．In：安永浩編（1977）分裂病の精神病理 第6巻．東京大学出版会．［岸本寛史編（2004）たましいの顕現〈山中康裕著作集 第6巻〉．岩崎学術出版社所収．］

第十一章（仅限记载与曼荼罗有关的文献）

Dunne C (2000) Carl Jung：Wounded healer of the soul. Continuum, London.

Jaffé A (ed.)(1977) C.G.Jung, Bilt und Wort, Herausgegeben von Aniela Jaffé im Walter Verlag, Olten.（ユング著，アニエラ・ヤッフェ編，氏原寛訳（1995）ユング—そのイメージとことば．誠信書房．）

Jung CG (1951) Concerning Mandala Symbolism, CW IX-1, Bollingen, Princeton.

Jung CG (1961) Erinnerungen Träume und Gedanken, Aufgezeichnet und herausgegeben von Aniela Jaffé, Rascher Verlag, Zürich und Stuttgart.

Kalff DM (1966) Sandspie1：Seine therapeutische Wirkung auf die Psyhe. Rascher Verlag, Zürich und Stuttgart.（河合隼雄監修，大原貢・山中康裕訳（1972）カルフ箱庭療法．誠信書房．）

河合隼雄（1967）ユング心理学入門．培風館．

Stor A (1983) The Essential Jung. Princeton University Press.（山中康裕監訳，菅野信夫・皆藤章・濱野清志・川嵜克哲訳（1997）エセンシャル・ユング．創元社．）

栂尾祥雲（1927）曼荼羅の研究．高野山大学出版部．［同，復刻版（1982）栂尾祥雲全集第4巻．臨川書店．］

Wehr G (1982) CG Jung：Rowohlt Taschenbuch Verl Reinbek bei Hamburg.（山中康裕・藤原三枝子訳（1987）ユング．理想社．）

山中康裕（1973）マンダラの研究．箱庭療法研究会レジュメ．

山中康裕（1983）深層心理学とマンダラ．In：松長有慶編：曼荼羅—色と形が意味するもの．大阪書籍．［岸本寛史編（2002）山中康裕著作集第4巻 たましいの深み．岩崎学術出版社．］

山中康裕（1990）マンダラ表現と心．徳田良仁編「芸術と表現病理」．現代のエスプリ，276．

山中康裕（2003）ユング理論からみたマンダラ．プシケー，22．

山中康裕（2004）心理臨床学からみたマンダラ．名古屋造形短期大学紀要．

表
达
性
心
理
治
疗
：
徘
徊
于
心
灵
和
精
神
之
间

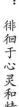

图书在版编目（CIP）数据

表达性心理治疗：徘徊于心灵和精神之间/（日）山中康裕著；穆旭明译.
—北京：中国人民大学出版社，2018.2
（心灵花园：沙盘游戏与艺术心理治疗丛书）
ISBN 978-7-300-25418-0

Ⅰ.①表… Ⅱ.①山…②穆… Ⅲ.①精神疗法-研究 Ⅳ.①R749.055

中国版本图书馆 CIP 数据核字（2018）第 006490 号

心灵花园：沙盘游戏与艺术心理治疗丛书
主编　申荷永
表达性心理治疗
徘徊于心灵和精神之间
[日] 山中康裕　著
穆旭明　译
Biaodaxing Xinli Zhiliao

出版发行	中国人民大学出版社	
社　　址	北京中关村大街 31 号	**邮政编码**　100080
电　　话	010 - 62511242（总编室）	010 - 62511770（质管部）
	010 - 82501766（邮购部）	010 - 62514148（门市部）
	010 - 62515195（发行公司）	010 - 62515275（盗版举报）
网　　址	http://www.crup.com.cn	
	http://www.ttrnet.com（人大教研网）	
经　　销	新华书店	
印　　刷	天津中印联印务有限公司	
规　　格	170 mm×240 mm　16 开本	**版　　次**　2018 年 2 月第 1 版
印　　张	10.25 插页 1	**印　　次**　2023 年 3 月第 4 次印刷
字　　数	143 000	**定　　价**　38.00 元